Grigori Grabovoi

Konzentration auf die Zahlen der Pflanzen für die Regenerierung des Körpers

Das Werk wurde von Grigori Grabovoi in 1998 vollbracht, in russischer Sprache.
Ergänzt von Grigori Grabovoi.

Teil 1

2014

Jelezky Publishing, Hamburg

www.jelezky-publishing.com

1. Auflage

Deutsche Erstausgabe, April 2014

© 2014 der deutschsprachigen Ausgabe

SVET UG, Hamburg (Herausgeber)

Übersetzung Russisch-Deutsch: Larysa Kohrs

Auflage: 2014-1, 07.04.2014

Weitere Informationen zu den Inhalten:

„SVET Zentrum", Hamburg

www.svet-centre.com

© SVET UG (haftungsbeschränkt), 2014

Die Verwertung der Texte und Bilder, auch auszugsweise, ist ohne Zustimmung des Verlags urheberrechtswidrig und strafbar. Dies gilt auch für Vervielfältigungen, Übersetzungen, Mikroverfilmung und für die Verarbeitung mit elektronischen Systemen.

ISBN: 978-3-943110-97-5   © Г. П. Грабовой, 1998

Haftungsauschluß

Die hier zuvor gegebenen Informationen dienen der Information über Methoden zur Selbsthilfe, die auch für andere Menschen anwendbar sind. Die Methoden haben sich seit vielen Jahren bewährt, doch eine Erfolgsgarantie kann nicht übernommen werden. Die vorgestellten Methoden von Grigori Grabovoi sind mentale Methoden der Ereignissteuerung. Sie basieren auf der individuellen geistigen Entwicklung.

Jeder, der diese Methoden für sich oder andere anwendet oder auch weitergibt, handelt in eigener Verantwortung.

Die Nutzung des hier vorgestellten Inhaltes ersetzt nicht den Arztbesuch und das ärztliche Tun in Form von Diagnose, Therapie und Verschreibungen. Auch die Absetzung verschriebener Medikamente darf aus dem Inhalt dieser Schrift nicht abgeleitet werden.

Wir möchten ausdrücklich darauf hinweisen, daß diese Steuerungen keine „Behandlung" im konventionellen Sinne darstellen und daher die Behandlung durch Ärzte nicht einschränken oder ersetzen sollen.

Im Zweifelsfall folgen Sie also den Anweisungen Ihres behandelnden Arztes, oder eines sonstigen Mediziners, oder Apothekers Ihres Vertrauens!
(Und erzielen dementsprechend die konventionellen Ergebnisse.)

Jelezky Publishing UG

Inhaltsverzeichnis

1. Vorwort..5

2. Konzentration auf die Zahlen der Pflanzen
für die Regenerierung des Körpers......................................17

Vorwort

Bei der Konzentration muss man beachten, dass die Konzentration auf eine Zahl, die einer Pflanze in der Position des ewigen Lebens, der ewigen Entwicklung des Menschen entspricht, gemeint ist. Die Ereignisse in der Welt, die in die Richtung ewiger Entwicklung sowie endloser Zukunft gehen, projizieren sich auf eine Pflanze auf so eine Weise, dass die Zahl ihrer Kombinationen immer einer konkreten Zahl gleicht. Das heißt, dass die Zahl selbst als eine Zahl, die außerhalb des Bereichs der Ereignisse versetzt worden ist, gesehen werden kann. Ein Objekt, das von keinen Ereignissen abhängig ist, gehört zu den ewigen Prozessen, da die Ewigkeit ein Wert ist, der alle Ereignisse beinhaltet und sich gleichzeitig außerhalb von diesen als ein Einzelobjekt befindet. Demzufolge befinden sich die beschriebene Zahlenreihe und die Ewigkeit im demselben Wahrnehmungsbereich des Menschen. Das wiederum bedeutet, dass diese Zahl und die Ewigkeit gemeinsame Eigenschaften besitzen, die der Mensch dafür verwenden kann, sich ein ewiges Leben mittels einer Zahl zu verschaffen.

Diese Eigenschaften kann man durch sein Bewusstsein anwenden, indem man im Raum des Bewusstseins den Ort definiert, in dem sich das Informationsfeld befindet, das die Zahl und die Ewigkeit beinhaltet, die Ewigkeit, die man als die Zahlenewigkeit oder die Ewigkeit der Zahlen bezeichnen kann. Tatsächlich ist das Ergebnis des Denkprozesses - so ein wie z. B. eine Zahl auf dem

Bewusstseinsniveau - nachdem der Moment des Denkprozesses vorbei ist, mit dem Menschen nicht mehr verbunden, da die durch den Denkprozess erzeugte Information in der Zeit bleibt, in der der Gedanke entstanden ist. Und der Mensch kann sich unter dem Aspekt seiner Kooperation mit dieser Information nur an diesen Gedanken erinnern. Hierdurch erschließt sich der Mechanismus der Funktionsweise des Bewusstseins, indem der Mensch in der Gegenwart durch die Erinnerung mit dem Gedanken kooperiert, der sich bereits in dem Raum der Ewigkeit befindet, da er von den zukünftigen Ereignissen unabhängig ist. In diesem Sinne hängt unsere Vergangenheit von den zukünftigen Ereignissen nicht ab und nur im Bereich des eigenen Bewusstseins ist es möglich, über die Information die Vergangenheit zu steuern. Dabei wird die Information der bekannten Vergangenheit, auf Grund deren gesteuert wird, als ein selbständiger Informationsbereich gespeichert.

Das heißt, dass die Erinnerung des Menschen an sich selbst in dem Moment, in dem ihm ein Gedanke gekommen ist, dem Menschen erlaubt, den Kontakt mit sich selbst herzustellen, wenn er von den Ereignissen unabhängig ist, mit anderen Worten, wenn er sich in der Information der Ewigkeit befindet – ähnlich wie die Zahlenewigkeit. In dem Bereich dieser Information ist zu sehen, dass der Mensch von einer Zahl unabhängig ist. Wenn es umgekehrt wäre, dann wäre es unmöglich, die Zahlenewigkeit von der Information des Menschen zu trennen. Wenn man tiefer in die Analyse dieser Informationskonstruktion greift, kann man sehen, dass einem

Menschen keine Zahl entspricht aus dem Grund, dass der Mensch diese Zahl selbst erschafft und wiedergibt. Dies wird praktisch dadurch bestätigt, dass die Zahlen, die als Folgerungsobjekte der wahrgenommenen Realität zu sehen sind, nicht zu physischen Objekten gehören. Ein wichtiges Element im Vergleichen der Wörter über die Erschaffung oder Reproduzierung einer Zahl ist der Fakt, dass die wiedergegebene Zahl primär erschaffen wurde. Der Schöpfer, der die Zahl erschaffen hat, hat über sie durch ein Wort mitgeteilt. Demzufolge befindet sich der Bereich des Bewusstseinsraums, in dem sich die Zahlenewigkeit und der ewige Mensch befinden, da, wo sich die Information des Wortes befindet. Daraus ist zu schließen, dass (wenn der Mensch die Zahlenreihen in seinen Gedanken spricht) er dadurch die Resonanzschwingungen der Zahlenewigkeit erschafft. Nach dem Gesetz der Lichtausbreitung verbreiten sich die Wellen der Zahlenewigkeit in die Richtung des Menschen, der sich in demselbem Raum der Ewigkeit befindet, und erschaffen dadurch die Ewigkeit des Menschen. Die Zahlenreihe der Zahlenewigkeit ist **289380891498**, und durch sie kann man die Wirkung der Ewigkeit jeder Zahl und nicht nur der ganzen Reihe wahrnehmen. Demnach kann diese Beobachtung auf jedes Element des Objektes der Realität und auf das gesamte Objekt übertragen werden. Daraus kann man schließen, dass der Körper des Menschen nicht nur durch die Arbeit des gesamten Körpers sondern auch durch die Arbeit einer einzigen Zelle regeneriert werden kann.

Menschen haben eine innere geistige Verbindung zu ihrem Bild in der Vergangenheit und sie können durch diese Verbindung die reale Ewigkeit des Körpers des Menschen erlangen. Diese Verbindung zeigt, dass die Seele und der Geist des Menschen ewig sind, nicht nur weil sie so erschaffen worden sind, sondern auch im Zusammenhang mit dem Gesetz der gemeinsamen Entwicklung, weil man auf die beschriebene Weise nebst der Ewigkeit des Körpers die Ewigkeit der Seele und des Geistes erschaffen kann. Darin liegt das Prinzip der Selbstregenerierung des Menschen, wenn der Mensch selbst fähig ist, seinen Körper, seinen Geist und seine Seele als ewig zu erschaffen. Wobei die genannte Weise nicht nur aufgrund des Bildes des Menschen in der Vergangenheit, das sich neben der Zahlenewigkeit befindet, funktioniert, sondern auch aufgrund des Bildes des Menschen in der Zukunft, da eine der Eigenschaften der Ewigkeit es ist, sich außer der Zeit zu befinden. Man kann sich sein Bild in der Zukunft vorstellen und die Konzentration auf den Zahlen anwenden. Auf diese Weise, übrigens, verbessern sich auch zukünftige Ereignisse in dem Bereich der ewigen Entwicklung.

Das beschriebene Verfahren der Steuerung von der Sicherstellung des ewigen Lebens basiert auf den Zahlen der Pflanzen, da die optischen Prozesse des Bewusstseins des Menschen, die in diesem Verfahren beschrieben werden, sich auf statische Objekte stützen. Zahlen sind an einem physischen Ort fixiert, das Bild des Menschen befindet sich an einem bestimmten Ort des Raums des menschlichen Bewusstseins. Auf Grund dieser Analogie zeigt sich Dynamik nach dem statischen Prinzip durch den Lauf des Raums der Ewigkeit, der den Menschen bei der Anwendung der Konzentration auf den Pflanzenzahlen ummantelt. Die Regeneration des menschlichen Körpers kann deswegen stattfinden, weil die Eigenschaften des Raums der Ewigkeit die Funktion der Norm jedes Objektes aus der Sicht der Ewigkeit beinhalten.

Eine Pflanze ist eine Quelle des Sauerstoffs, der für das menschliche Leben unerlässlich ist. Für das menschliche Leben ist der Raum ebenso unerlässlich. Man könnte fragen: was ist die Quelle des Raums? Diese Frage kann analysiert werden indem man die Struktur der Pflanzen betrachtet. Wasser überwindet geschlossene Räume indem es Kapillare hinaufläuft. Wenn man die Struktur des menschlichen Denkens analysiert mit dem Zweck, zu verstehen, wie ein Gedanke die Handlung des Menschen lenkt, kann man eine bestimmte Reihenfolge beobachten. Ein Gedanke erscheint, danach führt er, durch die Rückwirkung der ganzen menschlichen Persönlichkeit, entweder zu einer Handlung oder zum Nichtstun. Wasser in den Pflanzen wird auch von dem Pflanzenteil aufgenommen, durch das es durchläuft, und kann durch das Zwischengewebe von Pflanzen ebenso das Pflanzengewebe beeinflussen, durch das Wasser nicht durchläuft. Diese Wasserfunktion ist nur durch das Pflanzengewebe möglich. Während bei einem Menschen eine bewusste Handlung, zum Beispiel, durch die Glieder möglich ist. Ein Mensch kann seinen Körper mit seiner Hand berühren und ein Zweig, der mit einem anderen nicht in Kontakt kommt, kann diesen nur unter Wirkung vom Wind oder einer anderen äußeren Gewalt berühren.

© Г. П. Грабовой, 1998

Die Wahrnehmung vom Menschen dessen, dass so ein aus Sicht der Raumdynamik eingeschränktes Lebenssystem wie eine Pflanze - mindestens einige Pflanzenarten - ein paar Jahrhunderte leben kann, ermöglicht es dem Menschen, seine Ressourcen des Körpers, des Bewusstseins und des Geistes des Menschen zu mobilisieren, um sich die Voraussetzungen für ein ewiges Leben zu schaffen. Intuitiv- und logischerweise ist klar, dass ein Raum eine Informationsquelle ist. Pflanzen, die sich in einem Raumbereich befinden, bekommen die für ein langes Leben notwendige Informationsmenge. Es stellt sich die Frage: wie erreichen es die Pflanzen aus der Sicht des Postulats über das Vorhandensein einer bestimmten Struktur, die dem Bewusstsein des Menschen ähnlich ist und zwar in jeder Lebensform? Die Antwort lautet wie folgt: Pflanzen reagieren anders auf einen Raum in der Struktur, die der Wahrnehmung des Menschen ähnelt. Wenn ein Mensch über Pflanzen denkt, nimmt er eine Pflanze auf der Basis des vorhandenen Wissens der modernen Zivilisation über Photosynthese wahr als eine Quelle seines Lebens. Deswegen empfindet ein Mensch bei dieser Wahrnehmung auf dem Bewusstseinsniveau eine positive helle Welle. Vom Raum kommt ebenso eine helle Welle. Aus dem Grund, weil der Raum im Logiksystem des Menschen neben der Pflanze, die durch die Photosynthese Sauerstoff liefert, ebenso die Quelle des Lebens ist. Wenn ein Mensch eine Pflanze beobachtet, kann er das Phänomen der Verlangsamung der Zeit untersuchen, da im Bewusstsein des Menschen die Zeit hauptsächlich mit einer Menge

Handlungen verbunden ist und eine Pflanze praktisch unbeweglich ist. In diesen Gedanken kann man mit seiner Seele sehen, dass die Zeit, die eine Substanz im Format der Wahrnehmung darstellt, eine Pflanze beeinflusst. Dann können Sie ihre Gedanken mit einer schnellen Bewegung auf das Bild des Menschen umschalten und dabei feststellen, dass wenn Sie mit Ihren seelischen Augen beobachten, wie die Zeit das Bild des Menschen beeinflusst, nimmt die Zeitsubstanz plötzlich ihre Fangarme von Ihnen weg, die Fangarme, die Form deren einem Wurzelnetz von Pflanzen ähnelt. Auf diese Weise können Sie lernen, außerhalb der Zeitinformation, die Ihr Bewusstsein wahrnimmt, zu leben, und das ist die Methode für die Sicherstellung des ewigen Lebens. Hier kann man ebenso feststellen, dass wenn Sie während diesem Training das Sammelbild des Menschen beobachten, Sie in erster Linie sich selbst sehen. Ebenso auch das Wasser, das durch die Kapillare von Pflanzen sickert, befindet sich immer innerhalb der Pflanzen. Der Raum der Pflanze, durch den Wasser sickert, ähnelt dem Raum der Gedanken mit dem Unterschied, dass ein Gedanke unendliche Charakteristiken auf dem Niveau der Verbindung zu dem Geist und der Seele des Menschen hat. Der Schöpfer modelliert den Raum, in dem sich der Mensch befindet, dadurch, dass er die seelischen Eigenschaften des Menschen mit seiner Seele vereint. Aus diesem Grund ist der Standort des Menschen im Raum in vieler Hinsicht kein Zufall, da ihm die inneren Verbindungen zwischen dem Geist und der Seele des Menschen und seinem Bewusstsein zu Grunde liegen, das Bewusstsein ist seinerseits mit den Zielen des Menschen und denen der ganzen Gesellschaft verbunden. Daraus kann man schließen, dass der ursprüngliche Aufbau der Welt nach der Idee der ewigen Entwicklung den Raum erschafft. Die Gedanken über die ewige Entwicklung erweitern den Raum des Lebens nicht nur auf dem Denkniveau sondern auch in der physischen Realität: vom Bau von Häusern angefangen und bis zur Steuerung des Raums auf Grund geistiger Möglichkeiten. Wie Wasser, das die Kapillare der Pflanze hinaufläuft, den Lebensraum der Pflanze vergrößert, so erschafft der Gedanke des Menschen aus dem Gedankenraum kraft seiner Unendlichkeit und Verbindung mit dem Geist des Menschen unendliche Räume für das Leben des Menschen.

Aus dem bekannten Spruch „Cogito, ergo sum" (lateinisch „Ich denke, das heißt ich existiere") folgt, dass wenn ein Gedanke da ist, dann existiert auch der Raum, in dem der Mensch lebt. Auf Grund des Zusammenhangs der Begriffe „der Raum" und „der Mensch" kann man die Methode des ewigen Lebens an der Schnittstelle der Informationsbereiche, die diesen Begriffen entsprechen, finden, die darin besteht, dass der ewige Raum mit dem ewigen Menschen auf eine natürliche Weise verbunden werden soll. Die Analyse des Raums mithilfe des Bewusstseins und des Geistes ermöglicht es, die Raumbereiche zu erkennen, aus denen die Auferstandenen in die physische Realität zurückkommen. Man kann die Raumformen erkennen, deren Wahrnehmung den Menschen ewig leben lässt - diese Formen können auch als eine Zahlenreihe vorgestellt werden, die im Grunde genommen, eine der vielen Formen ist, wenn man diese nicht als Zahlen wahrnimmt, sondern als ein Muster. Aber unter diesem Muster kann man auch eine Zahlenreihe verstehen, die sehr viel Information beinhalten kann. Demzufolge macht der Mensch eine Zahlenreihe in Form eines Musters aus der Sicht globaler Beziehungen zu einer dynamischen Zahlenreihe durch die Wahrnehmung der Information der Zahlenreihe und des Denkens. Das heißt, dass der Mensch fähig ist, durch sein Denken eine dynamische Form anhand der Überlegungen darüber, was ein statisches Objekt bedeutet, zu erschaffen. Und dank einer dynamischen Form kann man immer die Form finden, die ein ewiges Leben des Menschen sicherstellt.

Somit, bei der Konzentration auf die Zahlen der Pflanzen treten Sie dank einer einzigartigen Adresse, die jeder Pflanze entspricht, durch Ihr Bewusstsein den Raum ein, der fähig ist, die Eigenschaften der Ewigkeit an Sie zu übertragen. Durch die Zahlen, die jeder Pflanze entsprechen, erweitern Sie Ihre Anwesenheit um das Wissen über das ewige Leben im Kollektivbewusstsein. Dies ermöglicht Ihnen, ein ewiges Leben sicher zu stellen, allein durch das Kollektivbewusstsein.

Die Methoden des Ewiglebens, Auferstehens, der Verjungung, der Regeneration des Körpers, des ewigen, gesunden und harmonischen Lebens können realisiert werden, indem man die Konzentration auf den Zahlen der Pflanzen, die in diesem Buch dargestellt sind, anwendet.

Die Methoden sind anhand konkreter Koordinaten, die einer Pflanze entsprechen, im Kollektivbewusstsein befestigt, was auf dem Bewusstseinsniveau ermöglicht, den Zugang zu der Methodeninformation zu beschleunigen.

Jeder Pflanze entspricht eine Zahl der ewigen Entwicklung der Welt. Diesem Buch kann man durch das Betrachten der Zahlen der Pflanzen das Wissen entnehmen, das Ihnen ermöglicht, selbständig die Methode der Definition der Zahl der ewigen Entwicklung von Lebewesen zu erkennen (und überhaupt die Zahl der Ewigkeit in einem Gegenstand zu erkennen) in jedem Objekt, in jeder Information. Die Information über eine Zahl beinhaltet eine andere Zahl. Zahlenreihen sind nicht so einfach wie es scheint. Die Fähigkeit, den Sinn einer konkreten Zahl in Hinsicht auf die Ereignisse durch das Verstehen von Zusammenhängen dieser Ereignisse zu verstehen, macht es möglich, das Bewusstsein bis zu dem Niveau der Verbindung zwischen der Handlung des Bewusstseins und der Handlung des Geistes zu entwickeln. Dies beschleunigt die Steuerung der Ereignisse in die Richtung der ewigen Entwicklung. Die Entwicklung der Konzentration auf den Zahlen der Pflanzen auf die Art, die in diesen Methoden beschrieben ist, führt zu so einer geistigen Wahrnehmung der Information, die das Bewusstsein des Menschen, das das ewige Leben sicherstellt, erschafft.

Die Darstellung einer Zahl durch eine andere Zahl, durch die Zielrichtung der Ereignisse, die dieser Zahl entsprechen, kann man mit einer Synthese vergleichen. Auf dem Bewusstseinsniveau kann man sich ein Prozess vorstellen, in dem die Sonne sich in den inneren Prozessen der Photosynthese befindet. Dies hilft zu verstehen, dass jedes Lebewesen in seinem Inneren die Information über die ganze Mikrowelt, die sich rings um dieses Lebewesen befindet, trägt. In der Praxis beschriebene Daten kann man sich in Form von einer leuchtenden Sphäre vorstellen und diese Sphäre dann in den Bereich des Daseins der Pflanze verlagern. Dann findet die so genannte Sättigung mit dem Intellekt der Pflanze statt, was zu der Steigerung der Lebensfähigkeit der Pflanze führt. Auf eine ähnliche Art können sich alle Lebewesen ewig entwickeln – auf die Art der Übermittlung der Information über das Leben. Deswegen, je mehr Lebewesen es in dem Raum gibt, desto schneller tritt das ewige Leben für alle lebenden Systeme ein.

Unter Anwendung der in diesem Buch beschriebenen Methoden kann man sich auf die Zahlen konzentrieren und zwar anhand des Aussprechens in seinen Gedanken der Zahlen für das Erhalten des für seinen Körper regenerierenden Ergebnisses, das die Pflanzen besitzen. Diese Methode, die die Regenerierung auf Kosten der Umwelt möglich macht, zählt zu den wirksamen Methoden. Da der Mensch immer im Kontakt mit der Umwelt steht.

Man kann in seinen Gedanken die Zahlenreihen von links nach rechts oder umgekehrt aussprechen, um die Technologien der ewigen Entwicklung zu lernen.

Als Ziel der Anwendung der Zahlenreihen, die den Pflanzen

entsprechen, muss man sich die Entwicklung des geistigen Zustandes des Menschen bis zu dem Niveau der Realisierung der gemeinsamen ewigen Entwicklung setzen.

Man kann versuchen sich vorzustellen, wie die Pflanzen die Welt wahrnehmen, um dadurch zu lernen, die Welt durch das System, das der Wahrnehmung des Menschen ähnelt und jedem Lebewesen entspricht, zu erforschen. Bei diesem Erforschen kann man den Informationsvektor finden, der dem Bestreben nach dem ewigen Leben aller Lebewesen entspricht. Auf diese Weise kann man feststellen, dass dieser Vektor bei allen Lebewesen die gleiche Richtung hat – die Richtung der ewigen Entwicklung. Durch die Verstärkung der Information, die der Richtung des gemeinsamen ewigen Lebens entspricht, kann der Mensch mithilfe seines Bewusstseins einen Prozess durchführen, der der Übermittlung der Information über die Arten des ewigen Lebens an die Pflanzen und andere Lebewesen ähnelt, und eine Rückmeldung - ein Signalzeichen der Ewigkeit für den Menschen - bekommen. Da es viele Pflanzen gibt, ist es möglich, praktische Erfahrungen in der Steuerung der ewigen Entwicklung in großem Umfang zu sammeln. Weiter im Text sind die Bezeichnungen der Pflanzen sowie die ihnen entsprechenden Zahlen aufgezählt, durch die Konzentration auf diesen Zahlen kann der Körper regeneriert werden. Durch die Anwendung der danach folgenden Methoden kann man das Ergebnis bekommen, das der Bezeichnung der Methode der Konzentration auf den Zahlen entspricht, sowie durch das in den

Methoden beschriebene Verfahren.

Konzentration auf die Zahlen der Pflanzen für die Regenerierung des Körpers

Abrus precatorius - ABRUS - 894 328 719 818 498.
Die Methode des Nichtsterbens - 219498 471.
In dieser Methode kann man den Sonnenschein in Hinsicht auf Abrus sehen, wenn die Sonne sehr intensiv strahlt, wird das Licht vom ganzen Körper aufgenommen. Dank diesem Prinzip, das mit dem der Photosynthese zu vergleichen ist, aber als wäre es im Inneren des Menschen geschehen, kann man in der Kombination mit den Konzentrationen, die der Methode des Nichtsterbens entsprechen, das Nichtsterben erreichen.

Die **Methode des Auferstehens**. Dank dieser Methode kann man durch die Pflanze Abrus quasi zwei Sonnen sehen: eine Sonne – die sich in dem Bewusstsein des Lebenden widerspiegelt, die andere Sonne – die sich in dem Bewusstsein des Auferstehenden widerspiegelt. Und wenn man die beiden Sonnen durch seine Willenskraft anhand der Zahlenreihe **398514** vereint, kann das Auferstehen erreicht werden.

Die **Methode der Verjüngung**. Anhand dieser Methode kann man unter Anwendung der Reihe **374298** sich selbst von innen heraus, das heißt von der inneren Hautfläche heraus, beobachten und eigentlich das gleiche Prinzip wie in der Photosynthese anwenden. Das bedeutet, man soll versuchen, die Zellen, die verjüngt werden sollen, mit Sauerstoff zu sättigen und in die Sauerstoffmoleküle das Prinzip der Verjüngung durch das Bewusstsein einzuführen.

Die **Methode der Regenerierung des Körpers 49864731949**.
Anhand dieser Methode müssen die Zahlen **328**, die sich hinter den ersten drei Zahlen der Zahlenreihe der Pflanze Abrus befinden, in den Systemen, die regeneriert werden sollen, gleichmäßig verteilt werden.

Die **Methode des ewigen, gesunden und harmonischen Lebens 4945198193178**. In dieser Methode muss man die Zahlenreihe, die der Methode des ewigen, gesunden und harmonischen Lebens entspricht, in seinen Gedanken vor der Zahlenreihe von Abrus aussprechen.

Abutilon indicum – INDIAN ABUTILON - 219 814 318 512 821.
Bei der Anwendung dieser Konzentration muss man in dem Bewusstsein die Zahlen **318**, die sich hinter den ersten sechs Zahlen befinden, absondern und versuchen, sich diese in Form einer Sphäre vorzustellen, und erst dann zu den anderen Methoden überzugehen.

Die **Methode des Nichtsterbens 214319498714**. In diesem Fall ist die Methode so aufgebaut, dass Sie mit Ihren Handinnenflächen einen so zu sagen Windhauch spüren, und mit diesem Wind fallen Ihnen in die Hände die Zahlen, die der Methode des Nichtsterbens entsprechen. Dies stellt Ihnen das Nichtsterben sicher.

Die **Methode des Auferstehens – 498513319712**. In dieser Methode, die der Pflanze Indian Abutilon entspricht, kann man das Prinzip sehen, das darauf hinweist, dass die ganze Information ihren Ursprung in einem einheitlichen Punkt hat, und dann bricht sie mit Knospen aus auf die Weise, auf die es bei den Pflanzen aller Art geschieht. Man muss den einheitlichen Punkt mit dem Punkt verbinden, der dem Senden des ersten Informationsimpulses folgt, somit kommt die Methode des Auferstehens der Gestorbenen zum Tragen.

Die **Methode der Verjüngung – 491318514814**

Die **Methode der Regenerierung des Körpers – 471218514316**. In dieser Methode muss man versuchen, den Körperbereich abzusondern, der eine Regeneration braucht, und dann diesen Bereich auf dem Niveau seines Bewusstseins in den Bereich, in dem sich, seiner Meinung nach, sein Bewusstsein befindet, einzuführen. In diesem Fall wird das Bewusstsein als ein Informationsbereich betrachtet und im Inneren dieses Bereichs findet die Regeneration statt.

Die Methode des ewigen, gesunden und harmonischen Lebens - 648713819417

Acacia catechu - AKAZIE ANGEKETTET (PERLEN) – 294 318 214 016 718

Die **Methode des Nichtsterbens – 249647514981**. In dieser Methode muss man die Zukunft als ein System betrachten, das vom Bewusstsein kontrolliert wird. Somit muss der Impuls des Bewusstseins allen zukünftigen Ereignissen vorgreifen. Auf diese Weise werden Sie ein einzigartiges, sich vor Ihrem Bewusstseins- und Geistbereich öffnendes System der zukünftigen Ereignisse haben, das Sie voll und ganz kontrollieren.

Die **Methode des Auferstehens – 949317219841**. In diesem Fall müssen alle zukünftigen Ereignisse als eine Grundlage, ein gewisser Hintergrund aller vergangenen Ereignisse gesehen werden. Das heißt, die Zukunft hat ihren Ursprung in der Vergangenheit und die Zukunft hält die Vergangenheit in dem menschlichen Gedächtnis aufrecht. Somit kann man über diese Informationsbrücke in den Steuerungsbereich übergehen, in dem Menschen aus der Vergangenheit in der Zukunft auferstehen können.

Die **Methode der Verjüngung** ist in diesem Fall dadurch gekennzeichnet, dass wenn Sie das Informationsniveau, das ihrer ganzen zukünftigen Jugendzeit entspricht, betrachten, müssen Sie den Einfluss der Zeit, die sich auf die Zukunft bezieht, vermindern und auf ein Mindestmaß reduzieren oder absolut nichtig machen, sodass der Körper immer jung bleibt. Dies entspricht der folgenden Zahlenreihe, die Sie einfach in ihren Gedanken aussprechen und sich dabei bewusst sind, dass Sie den Einfluss der Zeit vermindern, die Zahlenreihe sieht wie folgt aus - **491318614971**.

Die **Methode der Regenerierung des Körpers** zeigt sich in der folgenden Zahlenreihe - **496514219817**.

Die **Methode des ewigen gesunden und harmonischen Lebens**

– die Zahlenreihe - **491516318714**. In dieser Methode müssen Sie Ihre ganze Zukunft sehen können, das heißt alle zukünftigen Ereignisse als einen Weg, der relativ flach ist und eine weißsilberne Farbe hat, sehen können und Sie müssen sich vorstellen, dass Sie den Weg des ewigen Lebens gehen, der gerade ist und keine Hindernisse hat.

Acanthopanax ricinifolium - AKANTOPANAKS KLESCHINA-EMINENT 498 713 214 461 847.
Die **Methode des Nichtsterbens - 394641 819.**
Die **Methode des Auferstehens - 748549317518 89.** In dieser Methode muss man das Prinzip des Zusammenschlusses verschiedener Systeme auf dem Niveau der weit liegenden Strukturen des Bewusstseins erkennen. Man muss die Struktur des Lebens sehen, die dem Leben in der Zukunft entspricht, und das Bewusstsein muss diese Struktur wahrnehmen. Auf diese Weise können Sie den Auferstandenen aus der unendlichen Zukunft zu dem Niveau der Gegenwart hinausführen.
Die **Methode der Verjüngung – 479318519481.** Diese Methode wird dadurch realisiert, dass Sie jede Zelle als eine Zelle, die Ewigkeit besitzt nicht nur in dem Körperteil, wo sich diese Zelle befindet, sondern auch in jedem beliebigen Körperteil, betrachten.
Die **Methode der Regenerierung des Körpers - 594317298471.** In dieser Methode regenerieren Sie den Nachbarbereich von dem Bereich, den Sie regenerieren möchten, dabei erreichen Sie durch

den mittelbaren Hautbereich die vollkommene Regenerierung, als ob Sie durch die Handlung des Bewusstseins den zu regenerierenden Bereich gar nicht berührt hätten.

Die **Methode des ewigen gesunden und harmonischen Lebens – 478531219478.**

Acanthopanax spinosum - AKANTOPANAKS HECKENROSE - 718 206 514 281.

Die **Methode des Nichtsterbens - 371 284514 647.**

Die **Methode des Auferstehens – 285349984714.** Bei dieser Methode müssen Sie sich vorstellen, dass Sie, wie eine ewig lebende Persönlichkeit, blitzschnell aus der Struktur Ihres Bewusstseins das Licht des Auferstehens herauslösen und alle dadurch auferstehen.

Die **Methode der Verjüngung – 548317294813.** In dieser Methode muss man sich zwei Hände, die mit silbernem Licht aufgefüllt sind, vorstellen und auch vorstellen, wie aus einem Finger zu einem anderen parallel zueinander silberne Fäden laufen. Mit anderen Worten, aus dem Kleinfinger, zum Beispiel, der rechten Hand zu dem Kleinfinger der linken Hand ein silberner Faden läuft und so weiter. Somit endet der Prozess so, dass sich aus dem Daumen der rechten Hand zu dem Daumen der linken Hand ein Lichtstrahl ausbreitet. Ihre Hände werden mit diesen Lichtfäden verbunden. Wenn es für das Bewusstsein einfacher ist, den ersten Faden, der aus dem Kleinfinger der rechten Hand zum Kleinfinger der linken Hand läuft, zu sehen, dann kann man dort auch verschiedene Schwingungen den Farben des Regenbogens entsprechend betrachten. Durch das Näherbringen werden verschiedene Farben abgesondert, da im Bewusstsein eine Farbe, zum Beispiel die silberne, für Statik stehen kann, und für Dynamik des Näherbringens steht eine andere Farbe, die sich von der silbernen unterscheidet. Wenn man Farben dadurch variiert, dass das aufnehmende Element des Bewusstseins näher zu den Händen oder weiter von ihnen weg gebracht wird, kann die Farbe fixiert werden, die Sie in diesem Moment für eine der passenden zu dem Prozess der Verjüngung halten. Dann muss man sich vorstellen, dass sich die Hände schließen und ein helles Licht durchbricht, ein intensives silbernes Licht, das der Körper vollständig aufnimmt und die Verjüngung tritt auf.

Die **Methode der Regenerierung des Körpers - 494819319471**.

Die **Methode des ewigen gesunden und harmonischen Lebens - 514371894574**. In dieser Methode muss man sich vorstellen, dass der ganze ewige Raum der Zukunft aus dem Stoff der Zeit der Zukunft bestehen würde. Man muss ein gewisses Netz-Prinzip wahrnehmen, das darin liegt, dass die Zeit den Raum und gleichzeitig die Ereignisse spinnt. In dieser Methode muss man, ähnlich wie sich das Wurzelsystem der Pflanze verbreitet, in die Zeitstruktur, in der Ereignisse geschehen, durch sein Bewusstsein reingehen, und die Ereignisse der ganzen Welt so fixieren, dass sie ewig bleiben.

Aceranthus sagittatus - SAGITTALE ATSERANTUS -
494 871 394 857 498.

Die **Methode des Nichtsterbens** - 391 497 894 564781317. In der Methode des Nichtsterbens ist das Prinzip zu sehen, bei dem der Mensch sich innerlich auf die Technologie des Erkennens der Welt einstellt mit dem Zweck nie zu sterben, und dabei beobachtet er die Details dieser Welt, mit anderen Worten – die ihm zufließende Information, sogar wenn diese auf dem Wahrnehmungsniveau nicht ganz zu erkennen ist. Dabei sieht der Mensch die Positionen der zukünftigen Information, die sich hinter der Information befindet, die er wahrnimmt, und somit überholt praktisch sein Bewusstsein auf dem Niveau des Zugangs zu der für ihn und für die ganze Welt aus Sicht des Nichtsterbens guten Information das, was ihm entgegen in Form einer unerkannten Gestalt kommt. Diese Methode macht es möglich, jede beliebige Information in die Richtung des Nichtsterbens praktisch umzuleiten, dann fühlt der Mensch das Nichtsterben. Und dieses Gefühl des Nichtsterbens ist die Quintessenz dieser Methode.

Die **Methode des Auferstehens** - 498714. In dieser Methode muss man die Linie der Information auf dem genetischen Niveau aus Sicht des Auferstehens bezogen auf seine Familienabstammung erkennen können, und dann muss man zu der Aufgabe des Auferstehens der ganzen Menschheit übergehen. An dieser Stelle kann man das folgende Prinzip betrachten: je weiter Sie in diese Aufgabe des Auferstehens durch Ihr Bewusstsein hineinkommen, desto mehr

Hilfe können Sie aus dieser Methode rausholen. Das wichtigste hier ist es, sich die Methoden anzueignen, die dabei entstehen, und zu verstehen, dass der Mechanismus des Auferstehens in der Seele jedes Menschen bereits existiert und dass dies die gemeinsame Zukunft ist. Von diesen Konstruktionen des Bewusstseins ausgehend, kann man, wenn man einfach den Prozess und das, wie es sich in der Zukunft entwickelt, beobachtet, konkrete Methoden gewinnen und auferstehen lassen.

Die **Methode der Verjüngung - 498713 819**.

Die **Methode der Regenerierung des Körpers - 497514 2**. In dieser Methode muss man, die Gewebe des Körpers, die zu regenerieren sind, anhand der Selbstdiagnose erkennen können. Dafür muss man die Pflanze – Sagittale Atserantus – sich gegenüber vorstellen und dank seines einzigartigen inneren Lichts, das auf seinen eigenen Körper fällt, seinen Körper so sehen können, als ob man diesen Körper mit den „Augen" dieser Pflanze sehen würde, und die Probleme bestimmen, die gelöst werden sollen. Das heißt, die Regenerierung muss aus Sicht Ihrer aktuellen Prozesse geschehen. Ferner müssen Sie feststellen, auf welche Art die Regenerierung geschehen muss, sich selbst als ein äußeres und inneres Objekt der Steuerung studieren und bestimmen, welche Ressourcen Ihres Körpers in diesem Fall am effektivsten eingesetzt werden können, um das zu regenerieren, was Sie festgestellt haben. Somit bekommen Sie zwei Methoden: die erste – die steuernde diagnostische Methode und die zweite, wie erwähnt – die Bestimmung der Ressourcen Ihres eigenen Körpers; und durch die Kombination der beiden Methoden in Ihrem Bewusstsein durch die Willenkonzentration bekommen Sie die Selbstheilung ausgerechnet der Punkte, die die Heilung am meisten brauchen. Dies erinnert auf eine bestimmte Weise an das Prinzip der Regenerierung des Pflanzengewebes und dabei kann man sehen, dass dieses Prinzip auch in den Fällen funktioniert, wenn es schnell gehen soll.

Die **Methode des ewigen gesunden und harmonischen Lebens - 498741 219841**.

Acer trifidum - MAPLE TRIFID - 594 718 316 748 549.
In dieser Methode müssen Sie von der Information, die der Pflanze Maple Trifid entspricht, drei Lichtlinien ziehen, die in Ihrem Bewusstsein von oben nach unten gehen. Die Linien haben eine hellblaue, eine silberne und eine praktisch weiße Farbe. Und innerhalb dieser Lichtströme muss die Arbeit nach den fünf folgenden Methoden durchgeführt werden, nämlich nach der Methode des Nichtsterbens, Methode des Auferstehens, Methode der Verjüngung, Methode der Regenerierung des Körpers und Methode des ewigen gesunden und harmonischen Lebens.

Die **Methode des Nichtsterbens - 498531398641**.

Die **Methode des Auferstehens - 798541 219497**. Die silberne Farbe, die von dem Informationsniveau der Pflanze Maple Trifid kommt, muss sich in dieser Methode in drei Bestandteile spalten und dabei ein Dreier-System der Verstärkung der Prozesse des

Auferstehens anlegen.

Die **Methode der Verjüngung - 498742849371**.

Die **Methode der Regenerierung des Körpers** – diese Methode muss man in der Steuerung so hinstellen, dass die weiße Farbe, die von der Information kommt und der Pflanze Maple Trifid entspricht, vom Körper aufgenommen wird, und dabei muss man in den Gedanken die folgende Zahlenreihe wiedergeben - **498741219848**.

Die **Methode des ewigen, gesunden und harmonischen Lebens - 497548719371**. Hier muss man in erster Linie die Struktur des harmonischen Lebens betrachten – was ist für Sie die Harmonie? Sie müssen vor allem verstehen, wie Sie sich die Harmonie vorstellen und worin Sie die Harmonie sehen möchten: in der Natur, im Privatleben oder in der Kombination verschiedener Lebenssituationen, die Sie durch Ihrer Seele als Harmonie wahrnehmen. Es so sein kann, dass ein aktives vielseitig strukturiertes Leben als ein harmonisches Leben gesehen wird, obwohl viele Hindernisse überwinden werden müssen. Deswegen, sobald Sie in Ihrer Seele Harmonie gefunden haben, müssen Sie diese Harmonie auf die aktuellen Ereignisse in Ihrem Leben verbreiten. Es geht praktisch darum, dass sich die Vorstellung Ihrer Seele von Ihrer persönlichen Harmonie in der Struktur der Ereignisse in Ihrem Leben widerspiegelt. Dies kann man visualisieren, indem man beobachtet, wie verschiedene Formen auf der Basis des Modelsystems aufgebaut sind und wie sich diese Formen im Bewusstsein widerspiegeln, und zwar auf die Weise, als ob die Ereignisse der Seele auf die zukünftigen Ereignisse Ihres

Lebens in einer bestimmten Form aufgetragen werden, und Sie bekommen die Steuerung ausgerechnet für die ewige, gesunde und harmonische Lebensart.

Achillea sibirica - ACHILLEA SIBIRICA - 948 571 394 467 894.
Die Methode des Nichtsterbens - 219472819471.
Die Methode des Auferstehens - 469872319 894.
Die Methode der Verjüngung - 517318 498517.
Die Methode der Regenerierung des Körpers - 394718594517.
Die Methode des ewigen gesunden und harmonischen Lebens - 549371219 817541.

Achyranthes bidentata – SOLOMOCVET – 491 264 798 471 264.
Die **Methode des Nichtsterbens - 248714298742 64.** In dieser Methode muss man die zukünftige Struktur der ganzen Zivilisation, der Erde oder der ganzen Welt erkennen können, und zwar auf die Weise, dass man die entfernte Zukunft sehen kann, in der alle noch am Leben sind, niemand stirbt und dabei hängt diese Information von keinen Außenobjekten ab, oder davon, was nicht unmittelbar zu dem Lebensprozess zählt, zum Beispiel, von anorganischen Systemen. Und Sie versuchen so einen Korridor der Ereignisse aufzubauen, dass diese anorganischen Systeme nichts, was gerade nicht zu sterben hilft, vernichten können. Mit anderen Worten, geht es in diesem Fall darum, dass ein Asteroid nicht auf die Erde einschlägt und so weiter und so fort. Somit verlagern Sie die

Ereignisse durch Ihre Willenskraft direkt ins Nichtsterben, das bereits nicht mehr von Bedingungen der Umwelt abhängig ist.

Die **Methode des Auferstehens - 494718519471**. In dieser Methode nehmen Sie den Auferstandenen bereits als einen Lebenden wahr, aber nicht auf die Weise, bei der Sie durch das Bewusstsein durch den Vorstellungsbereich durchgehen, sondern bewegen sich praktisch durch die Ressource des Bewusstseins und des Geistes, die es Ihnen möglich machen, wahrzunehmen, dass Ihr Bewusstsein ausgerechnet in die Struktur eintritt, in der der Mensch oder die Menschen, die Sie auferstehen lassen, tatsächlich am Leben sind. Und Sie begreifen es auf eine bestimmte, einzigartige, diagnostische Weise und zwar so, dass wenn Sie, zum Beispiel, durch Hindernisse, sagen wir durch Wände, Gebäude usw. diagnostizieren, Sie den Auferstandenen an einem beliebigen Ort finden können, egal wo er sich befindet. Das heißt, es gibt für Sie keine Hindernisse: weder Gebäude, noch Entfernungen und Sie wissen ganz genau, wo sich der Auferstandene aufhält.

Die **Methode der Verjüngung - 489317219 814**.

Die **Methode der Regenerierung des Körpers - 648 714819 319641**. In dieser Methode muss man die Zahlen auf dem Kopfniveau wahrnehmen - durch den Bereich des Bewusstseins, der der Wahrnehmung der Musik entspricht. Beim Lesen dieser Zahlen nehmen Sie die Melodie wahr, die Ihnen am meisten gefällt, oder Sie erschaffen selbst eine Melodie. Sie kontrollieren vollkommen die Töne, die Ihr Bewusstsein wahrnimmt. Somit mithilfe der

Klangbilder können Sie den Körper voll und ganz regenerieren.

Wie es bekannt ist, sind verschiedene Vibrationen, Mantra, Klangbilder für die Regenerierung des Körpers sehr gesund, und Sie regenerieren durch die Erschaffung der für Sie im Ganzen wohltuenden Töne Ihren Körper. Dies erinnert daran, dass wenn zum Beispiel der Wind weht, Sie hören, wie die Pflanzen rascheln. Dies entspricht ungefähr so einem physischen Bild der Welt.

Die **Methode des ewigen, gesunden und harmonischen Lebens - 498713 91**.

In dieser Methode betrachten Sie das ewige Leben durch die Gesundheit und das harmonische Leben – durch ewiges Leben und Gesundheit. Daraus folgt, dass Sie drei einzigartige ineinander gelegte Sphären haben, und alle drei können mit der Sphäre der Harmonie gedeckt werden. Und dann durch das Bestreben nach Harmonie bekommen Sie Gesundheit. Da Nichtgesundheit nicht mehr zu Harmonie zählt.

Aconitum sp. – EISENHUT - 949 714 819 471 218.

Die **Methode des Nichtsterbens - 494518319461**.

Die **Methode des Auferstehens – 478514319481**. In dieser Methode muss man seinen eigenen Impuls aus Sicht des Auferstehens betrachten und ihn korrigieren, sodass er immer effektiv bleibt. Praktisch gesehen, müssen Sie an Ihrem eigenen Signal des Bewusstseins arbeiten, das Sie aus dem Bewusstsein in die Richtung des Auferstehens lenken.

Die **Methode der Verjüngung - 497318497514 918**. In dieser Methode muss man sich eine Zahl vorstellen - ohne sie zu visualisieren - auf dem inneren Niveau des Bewusstseins, quasi auf dem Teil des Bewusstseins, zu dem Sie zurzeit keinen Zugang haben; Sie verstehen, dass diese Zahl existiert, aber Sie haben sie bis jetzt nicht wahrgenommen. Und durch diese Zahl treten Sie die Zellen ein, die zu verjüngen sind, und dabei verjüngen Sie diese Zellen durch Dasein dieser unerkannten Zahlen.

Die **Methode der Regenerierung des Körpers – 319481218574**.

Die **Methode des ewigen, gesunden und harmonischen Lebens**. In dieser Methode betrachten Sie den Eisenhut als eine Struktur, hinsichtlich deren Sie Ihre Fähigkeit, ein ewiges Leben für alle lebenden Objekte sicher zu stellen, anwenden müssen. Sie senden aus Ihrem Bewusstsein einen bestimmten Lichtstrahl, der den Eisenhut in Form eines besonderen Kegels deckt – die Spitze des Eisenhuts befindet sich auf dem höheren Punkt des Kegels – und somit stellen Sie ihm das ewige Leben sicher. Dann empfangen Sie von diesem Kegel die für Sie wohltuende Information, die mitteilt, dass wenn Sie das ewige Leben für den Eisenhut sichergestellt haben, ist es klar, dass das Licht dieses ewigen Lebens auch Sie bedeckt, erst recht weil ausgerechnet Sie der Besitzer dieser Technologie sind.

Acorus sp. – LUFT MARSCH - 249 718 497 148 216.

In dieser Methode muss man sich die Pflanze selbst – Luft Marsch

– auf einer großen Entfernung auf sich selbst bezogen vorstellen. Sagen wir, sie befindet sich ca. 100 Meter von Ihnen entfernt, in Ihrem Bewusstsein, in Ihren Gedanken, aber nicht weniger als 15 – 20 Meter.

Die **Methode des Nichtsterbens - 319471 218 478 214.** In dieser Methode entfernen Sie von sich selbst die Information der Pflanze Luft Marsch, sodass Sie sich auf eine besondere Weise trainieren, indem Sie unnötige Probleme fortbringen. Auf dem Niveau des inneren Empfindens sieht es folgendermaßen aus: als ob Sie einen Expander nehmen, ihn ausdehnen, trainieren und negative Ereignisse fort bringen. Also, es gibt zwischen der Information des Nichtsterbens, wenn Sie damit arbeiten, und der Information der Pflanze Luft Marsch dieses besondere Steuerungssystem, das einem Gummisystem ähnelt, aber auf die Weise funktioniert, die der des Gummis, übrigens, entgegengesetzt wirkt. Das ist wie eine Spreizfeder, die sich von Ihnen entfernt. Und Sie trainieren auf diese Weise Ihr Bewusstsein, damit negative Ereignisse Sie nicht berühren.

Die **Methode des Auferstehens – 498714319814.** In dieser Methode kann man beobachten, wie die Pflanze Luft Marsch ihre Teile regeneriert, wenn Probleme entstehen, und durch das Beobachten dieser Pflanze kann man die Systeme des Auferstehens erlernen, aber bereits auf Menschen und generell auf alle Lebewesen bezogen.

Die **Methode der Verjüngung - 498713 814218.**

Die **Methode der Regenerierung des Körpers**. In dieser Methode müssen Sie sich die Pflanze Luft Marsch so vorstellen, dass der Lichtstrahl, der durch die Pflanze durchgeht, Sie einigermaßen auf dem physischen Niveau oder auf dem Bewusstseinniveau erreicht. Sie können es auch sich so vorstellen, dass Sie sich auf dem physischen Niveau irgendwo in der Nähe der Pflanze befinden. Der Lichtstrahl geht durch die Pflanze, von der er teilweise aufgenommen wird, durch und geht zu Ihnen. Und an dem Punkt, an dem er sie berührt, ergibt sich eine regenerierende Wirkung. Aus diesem Grund müssen Sie sich so positionieren, dass das Licht die Körperteile erreicht, die am effektivsten regeneriert und geheilt werden können.

Die **Methode des ewigen, gesunden und harmonischen Lebens - 498317219814**.

Actaea spicata – ÄHRIGES CHRISTOPHSKRAUT –
519 481 318 471 218.
Diese Zahlenreihe muss man so wahrnehmen, dass nach ihr das unendliche Niveau der Informationsentwicklung kommt. Das Licht, das aus der Reihe kommt, berührt die Ewigkeit, die im Raum verlängert ist.

Die **Methode des Nichtsterbens - 491 718 491**. In dieser Methode muss man alle unendlichen räumlichen Ereignisse, die sich in der Nähe des Menschen bei seinem Nichtsterben befinden, so sehen können, dass diese für einen bestimmten Menschen sowie für alle

Menschen und generell für alle Lebewesen günstig bleiben.

Die **Methode des Auferstehens** - **481317219481**.

Die **Methode der Verjüngung** - **464 918 318 714**.

Die **Methode der Regenerierung des Körpers** - **519 841 42**.

In dieser Methode, auf der Grundlage der Information der Pflanze Ähriges Christophskraut, muss man nach dem Prinzip der Anordnung der Zahlenewigkeit und des ewigen Menschen in dem Bereich der Wortinformation so eine Kombination der Ereignisse erkennen können, in der ein Wort durch die Wahrnehmung vom Menschen so transformiert wird, dass es in sich die Information über das ewige Leben in jedem Buchstaben, im Kontext, in der weiteren Entwicklung dieses Wortes trägt. Dann werden Sie lernen, den Grund aller Ereignisse erkennen zu können, den Sie ordnen, und in die Richtung der ewigen Entwicklung steuern können.

In der **Methode des ewigen, gesunden und harmonischen Lebens** kann man folgende Zahlenreihe, die der Wahrnehmung des Wurzelsystems der Ereignisse folgt und die Sie in die Richtung des ewigen harmonischen und gesunden Lebens lenken, anwenden. Diese Zahlenreihe ist folgende - **218419 218714**.

Actinidia sp. – **ACTINIDIA** - **218 491 318 647 849**.

Die **Methode des Nichtsterbens** - **198 471 218 471**.

In dieser Methode muss man die Soundform der Pflanze Actinidia betrachten. Und wenn Sie die Silben „ti" und danach „ni" wahrnehmen, betrachten Sie folgende Kombination – eine

Kombination aus vier Buchstaben und zwar das Buchstabe „i" sich zweimal wiederholt. Dann müssen Sie Ihre Aufmerksamkeit darauf lenken, dass das Vorhandensein von Klangformen im Organisationssystem der Wörter kein Zufall ist. Also wenn Sie über irgendwas sprechen oder nachdenken, versuchen Sie einen Klang zu finden, der praktisch das Nichtsterben in jedem Prozess kennzeichnet, egal wo Sie sich dabei befinden. Mit anderen Worten den inneren Sinn jedes Prozesses, der zum Nichtsterben führt. Das Nichtsterben wird dabei nicht durch die Lebensdauer gekennzeichnet. Das Nichtsterben wird dadurch gekennzeichnet, dass der Mensch nie stirbt. Und wenn Sie diesen inneren tiefen Sinn in Betracht ziehen, können Sie die schönen Städte, die in der Information existieren, und die aus der Ewigkeit, aus der ewigen strahlenden silbernen Farbe bestehenden Klänge sehen. Und Sie nehmen die Güte, die von diesen Bildern ausgeht, wahr, und Sie sterben nicht. Dabei muss man eine bestimmte Verbindung zu der Methode des ewigen, gesunden und harmonischen Lebens in Betracht ziehen. Die Methode des ewigen, gesunden und harmonischen Lebens setzt das Vorhandensein Ihres Nichtsterbens sowie des von allen anderen Menschen voraus. Und in diesem Fall liegt der Unterschied einer Methode von der anderen darin, dass das Nichtsterben, eigentlich, Ihre konkrete persönliche Aufgabe zu handeln ist, die ein erforderliches Minimalprogramm dafür darstellt, das Sie ein ewiges, gesundes und harmonisches Leben haben können. Dabei wird der Übergang zu dem ewigen, gesunden und harmonischen Leben in der Methode des Nichtsterbens als eine Startposition gekennzeichnet, wenn, nachdem Sie das Nichtsterben und die erforderliche Zeitmenge, die Sie für das Sicherstellen des gesunden und harmonischen Lebens brauchen, erreicht haben, bauen Sie, als ein Lebewesen, unter anderem auch Ihre Gesundheit und Ihr harmonisches Leben, weiter auf. Daraus folgt, dass man die Methode des Nichtsterbens als ein bestimmtes Anfangsstadium der Methode des ewigen, gesunden und harmonischen Lebens betrachten kann. Praktisch folgt die Erfolgsleistung der Methode des ewigen, gesunden und harmonischen Lebens nach vielen Werten gleich nach der Erfolgsleistung der Methode des Nichtsterbens. Diese Methoden können natürlich im Zusammenhang stehen. Im Rahmen Ihrer Konzeption der Entwicklung können Sie die Methoden des Nichtsterbens und des ewigen, gesunden und harmonischen Lebens gleichzeitig realisieren. Aber in manchen Fällen ist es notwendig, die Steuerung auf jeden Fall mit dem Sicherstellen des Nichtsterbens anzufangen.

Die **Methode des Auferstehens - 948516319471**.

In dieser Methode muss man die Auferstandenen als die Menschen, die weit entfernt von Ihnen leben, betrachten, aber dabei sind ihre Adressen und Telefonnummer Ihnen bekannt, und Sie können diese jederzeit anrufen und sie können zu Ihnen freiwillig kommen, dorthin, wo Sie sich gerade befinden. Die bestimmte Zahlenreihe, die jetzt folgt, fördert es noch dazu. Hier ist sie - **498591319641**.

Die **Methode der Verjüngung – 498741284519**.

In dieser Methode betrachten Sie die Aktivität Ihrer eigenen Gedanken so, dass Ihr Gedanke eine Außenwelt in Hinsicht auf Sie darstellt. Und wenn Sie eine Rede halten, sehen Sie, dass bestimmte Wörter von allein entstehen, ohne jegliche Steuerung Ihrerseits. Im Grunde genommen, wenn Sie einen tiefen Blick auf die Natur der Dinge, auf die Lage aller Systeme der Realität werfen, sehen Sie, dass in bestimmten Fällen eine Wirkung des bestimmten Systems gemeinsamer Verwaltung zum Tragen kommt, in dem es allgemein bekannte Begriffe gibt, die man nicht zu steuern braucht. Dies kann, zum Beispiel, eine automatisierte Handlung betreffen, so ähnlich wie ein erfahrener Fahrer ein Auto fährt. Ein Mensch denkt, infolge häufiger Anwendung, nicht immer darüber nach, was zu sagen oder zu tun ist. Dabei muss man verstehen können, dass es ein höheres Niveau der Realität gibt, auf dem der Schöpfer Ihnen helfen kann, und dies zählt nicht mehr zu den infolge der Gewohnheit automatisierten Handlungen. Deswegen muss man hier auch das Element der Verbindung mit dem Schöpfer finden können, wobei sie gemeinsam eine Aufgabe erfüllen, wobei sie nach derselben Idee des ewigen Lebens und der ewigen Jugend handeln.

In der **Methode der Verjüngung**, um diese gemeinsame Idee zu realisieren, kann man folgende Zahlenreihe anwenden - **498713 497**. Dabei spiegelt die Zahl nur bedingt einen generalisierten ideologischen Prozess im ewigen Leben, in der ewigen Jugend wider, da die Zahl von dem Menschen wiedergegeben wird. Die Zahl stellt die Folge seiner Handlung, seiner Denkweise dar.

Indem Sie erkennen, wie der Schöpfer die Zahlen, die die Methoden des ewigen Lebens durch die Steuerung realisieren, wahrnimmt, können Sie sich auf die Vergeistigung der Zahlen stützen, bei der der Geist ohne Alter – da er ewig ist –den Körper verjüngen kann.

Die **Methode der Regenerierung des Körpers – 497318849513**. In dieser Methode kann man das Prinzip der generalisierten Entwicklung jeder nützlichen Information anwenden. Sobald ein Körperteil auf irgendeine Weise profitiert hat, muss man diesen Nutzen so schnell wie möglich auf die anderen Körperteile, andere Gewebe übertragen und gleichzeitig versuchen, diese Erfahrung anderen zu übermitteln.

Die **Methode des ewigen, gesunden und harmonischen Lebens - 498647819371**.

Adenophora, codonopsic, platycodon, wahlenbergia - BELL- BLAU - 319 647 894 319 847. Bei der Konzentration auf die Zahlen, die dieser Pflanze entsprechen, muss man sich die ersten drei zahlen in der silbernen Farbe vorstellen.

Die **Methode des Nichtsterbens - 319 498 647 841**. In dieser Methode müssen Sie eine Steuerung betrachten, die Ihnen nicht nur das Nichtsterben in der unendlichen Zukunft sicherstellt, sondern auch, nachdem Sie die geschehenen Ereignisse bewertet haben, Sie hundertprozentig sicher sein lässt, dass Ihnen die Gefahr zu sterben nicht gedroht hat.

Die **Methode des Auferstehens - 498 713 819 1**.

In dieser Methode muss der Auferstandene als eine einzigartige Persönlichkeit betrachtet werden, die auch allein eine ganze Welt verkörpert – in Hinsicht auf den Sinn, Gefühle, Offenbarung und generell auf eine einheitliche Persönlichkeit, die nicht minderwertig ist. Also wenn die Information des Auferstandenen bis zum diesem Niveau übermittelt wird, erstens, ermöglicht dies ihm schnelleres Auferstehen, zweitens, nachdem er auferstanden ist, sich schneller zu sozialisieren. Kontakte zu den lebenden Menschen zu knüpfen und sich von denen in nichts zu unterscheiden. Diese Methode macht es möglich, den Fakt des bisherigen Informationsabflusses völlig auszuschalten, und der Auferstandene unterscheidet sich aus Sicht der Information in nichts von einem Lebenden, der nicht gestorben war. Dies macht es dem Auferstandenen möglich, sich nicht nur zu sozialisieren, sondern auch in die Information so tief einzutauchen, als ob er keine Zeit während des biologischen Todes verloren hätte.

Die **Methode der Verjüngung – 319471218543**.

In dieser Methode müssen Sie die Information der Pflanze Bell-Blau als eine Sphäre betrachten, die dafür benutzt werden kann, Ihr eigenes Bild oder das eines anderen Menschen, den Sie verjüngen, hinein zu platzieren und Lichtprojektionen von der Oberfläche der Sphäre, die auf Sie oder den anderen Menschen gerichtet sind, zu bekommen. Und dabei den Effekt der Verjüngung nur deswegen zu genießen, weil Sie die Pflanze so beobachten, als ob Sie es aus dem Inneren der Sphäre tun. Sie beobachten das sekundäre Wesen der Pflanze, das Sie in Ihrem Bewusstsein erkannt haben. Somit können Sie zum Beobachten der sekundären oder tertiären oder generell einer der nächsten Wesen Ihres Bewusstseins übergehen. Ihr Bewusstsein nach dem Grad der Steigerung des Informationswertes, den Sie im gegebenen Moment oder in Zukunft brauchen, zu zerlegen. Und somit können Sie das Instrument Ihres Bewusstseins dafür nutzen, exakte blitzschnelle Lösungen, exaktes Wissen zu bekommen, damit Ihr Gedanke deutlich funktioniert. Und somit können Sie diesen Gedanken auf dem Informationsniveau in Ihren eigenen Körper einführen und jung werden. An dieser Stelle können Sie beobachten – indem Sie, zum Beispiel mit dem Foto im Pass vergleichen - wie Sie bereits auf dem Niveau der physischen Realität jünger werden, und den Prozess so kontrollieren, dass Sie aufgrund der Geschliffenheit und Genauigkeit Ihrer Gedanken immer jünger werden.

Die **Methode der Regenerierung des Körpers – 49837121942816**. In dieser Methode müssen Sie die Information betrachten, die durch Ihr Venensystem fließt, zum Beispiel, die Arme hinunter – von der Schulter bis zum Ellenbogen, dann in Richtung Hand – und sehen, dass wenn in der Pflanze Bill-Blau die Flüssigkeit gefiltert wird, es keine Hindernisse gibt, da es dort genug Flüssigkeit gibt. Genauso auch hier. Analog dazu gibt es für Sie keine Hindernisse auf dem Niveau der Verwaltung dieser Methode, um den Körper zu regenerieren. Und Sie erreichen die Regenerierung des Körpers auf alle Fälle. Außerdem reservieren Sie die Steuerungsstruktur für die Zukunft so, dass Sie das System bekommen, das Sie auch in Zukunft nicht zu regenerieren brauchen, es ist immer gesund. Das Sicherstellen der Gesundheit für den Körper in der Zukunft wird durch die Konzentration auf der folgenden Zahlenreihe definiert: **498871219491**.

Die **Methode des ewigen, gesunden und harmonischen Lebens** **– 594317 218491**.

In dieser Methode müssen Sie die Struktur der Bewegung Ihrer Gedanken in Richtung Sonne betrachten. Stellen Sie sich vor, dass Ihr Gedanke, auf dem Niveau der Erde angefangen, in Richtung Sonne zu laufen beginnt. Und wenn er sich schon in der Nähe der Sonne befindet, öffnet er sich wie ein Regenschirm und fängt an, die Sonnenstrahlen zu verzehren und Sie vergleichen dabei, ob die Strahlen dort heißer sind als hier. Mit anderen Worten, führen Sie Ihren zweiten Gedanken, der dieselben Strahlen, aber bereits auf der Erde, aufnimmt, ein. Und somit können Sie die Information, die Ihren Gedanken entspricht und die, die sich bei der Sonne befindet, vergleichen. Daraus ergibt sich das Element der Gegenüberstellung eigener Gedanken als Substanzen. Wenn Sie einen Gedanken als eine Substanz betrachten, können Sie bei ihrer Gegenüberstellung manche Gedankenmängel feststellen, die, zum Beispiel, nicht zu schnellen Lösungen führen können. Und diese Mängel auf die Weise beseitigen, wie es, zum Beispiel, bei einer Photosynthese funktioniert. Auf Kosten der Sonnenstrahlen die Entwicklungsnorm erlangen.

Adiantum - VENUS'S HAAR FERN - 319 498 714 671 891.
Bei der Arbeit mit dieser Methode muss man die Liebe als eine Quelle der Handlung betrachten und innerhalb der Liebe muss man das überschwängliche Niveau der Realität betrachten, das Element der Entwicklung der Materie, das die Handlung selbst erzeugt. Mit anderen Worten – die Liebe innerhalb der Liebe selbst. Die Quelle der Liebe ist die Liebe selbst. Wenn wir auf diese Weise die Steuerung betrachten, können wir folgende Konzentrationen und Methoden erkennen.

Die **Methode des Nichtsterbens** – **219471847214**. In dieser Methode kann man sehen, dass die Liebe nicht stirbt. Und aus diesem Grund reicht es, die Liebe zu haben, um nicht zu sterben.

Die **Methode des Auferstehens** – **491893218514**. Der Auferstandene ersteht in der Liebe auf. Diesem entspricht folgende Zahlenreihe - **491893218514**.

Die **Methode der Verjüngung - 319482317218 91**. Hier können Sie sich daran erinnern, dass die Liebe als ein Gefühl, das man in den jungen Jahren empfinden kann, wahrgenommen wird. Aber wenn man die Entwicklung des Menschen von seiner Geburt an betrachtet, kann man sehen, dass das Gefühl der zukünftigen Liebe alle Ereignisse prägt und der Mensch, der gerade geboren wurde und das Leben in seinen früheren Jahren erst anfängt, kann diese Liebe bereits wahrnehmen. Und auf diese Weise können Sie durch dieses Wissen des Körpers Jugend gewinnen.

Die **Methode der Regenerierung des Körpers** – **49721851948**.

Das wörtliche Niveau der Wahrnehmung dieser Methode der Regenerierung des Körpers ist wie folgt: „In der Liebe bleibt der Körper gesund".

Die Methode des ewigen, gesunden und harmonischen Lebens. Hier ist klar, dass die Liebe ein ewiges, gesundes und harmonisches Leben sicherstellt. Und oft ist es das einzige Niveau, das tatsächlich ein ewiges, gesundes und harmonisches Leben sicherstellen kann. Die Zahlenreihe, die dieser Realität entspricht, ist folgende - **219317**. Dabei muss man verstehen, dass die Liebe von keiner Zahlenreihe und generell von keinen inneren oder äußeren Umständen abhängig ist. Sie ist ewig, und gerade sie ist das ewige Leben.

Aegle sepiaria - KALK STACHELIG (EHL - SCHLANGE) - 18 614 317 812 491.
Die **Methode des Nichtsterbens - 284317 298497**.
Die **Methode des Auferstehens - 318 641894 389 718**.
Die **Methode der Verjüngung - 214 681 731 89**.
In diesem Fall müssen Sie bei der Steuerung davon ausgehen, dass wenn Sie das Prinzip der Reaktion des Körpers für die zukünftige Entwicklung anwenden, können Sie das Altwerden des Körpers als ein Element der äußeren Realität, der möglicherweise stachelt – das heißt, Schaden zufügt – betrachten. Dann kann man unter Nutzung der Pflanzenbezeichnung in diesem Fall so wie sie ausgesprochen wird – Kalk Stachelig – das Wort „stachelig" in seinen Gedanken in die Sphäre packen und die Verjüngung durch die Überzeugung

erreichen, dass es nichts ausmacht, dass das Äußere - egal was es ist - das Jungsein beeinflusst. Mit anderen Worten, es soll keine spürbaren Schäden in Hinsicht auf die Verjüngung oder das Jungbleiben anrichten. Hier gibt es noch ein wichtiges Element: bei diesem methodologischen Verfahren kann man bereits dadurch jung bleiben, dass man, so zu sagen, den Stacheln der Zeit nicht erlaubt, das Gewebe schrumpfen zu lassen. Wenn etwas Stacheliges – ein Stachel – die Haut berührt, fängt die Haut an zu reagieren. Sie fängt an, auf eine bestimmte Weise die Zahl der Reaktionen an einem lokalen Ort zu vergrößern. Und dies ist in dem Fall der Prozess der Alterung, man kann es so betrachten. Um dies zu vermeiden, sollen Sie die Stacheln der Zeit, so zu sagen, frühzeitig auf das Niveau, wo diese Sie nicht erreichen können, bringen.

An dieser Stelle kann man die hierarchische Struktur der Zeit betrachten und in dieser hierarchischen Struktur kann man sehen, dass nicht die ganze Zeit aus Sicht der Verjüngung problematisch ist. Ganz im Gegenteil, es gibt die Zeitlinien, die Ihnen Nutzen bringen. Denken Sie, zum Beispiel, an die Verjüngungsäpfel, das heißt, eine Art Pflanzen, die Jungsein beinhalten. Und auch die Stammstruktur der Pflanze Kalk Stachelig beinhaltet das Jugendelement – ein gewisses Elixier, bei der Wahrnehmung dessen Sie jünger werden können. Somit lernen Sie unter den Elementen der Realität ausgerechnet die Substanz zu finden, die Sie jünger werden lässt. Obwohl Sie dabei verstehen, dass man die Verjüngung in jedem Objekt der Realität absondern kann, gibt es bereits Elemente, die bevorzugt werden, die bereits vorhanden sind und darauf gerichtet sind. Die äußere Realität hat ebenso einen bestimmten Vektor, ein Ziel und den Impuls Ihrer Verjüngung. Sie müssen dies bloß erkennen und finden. Es fühlt sich so an, als ob Sie sich an einem Ort, an dem es viele verschiedene Hindernisse gibt, befinden. Zum Beispiel, es gibt an der U-Bahn-Station viele Menschen und Sie müssen sich hier mit einem anderen Menschen treffen. Dabei gibt es so viele Menschen, dass Sie diesen Menschen auf Anhieb nicht sehen können, aber sich trotzdem intuitiv in die Richtung des Treffpunktes bewegen. Also um sich mit diesem Menschen so schnell wie möglich treffen zu können, versuchen Sie die Menschen, die sich in Ihrer Nähe befinden, durch den Impuls des Jungseins zu verjüngen. Und dann führt der allgemeine Impuls der Verjüngung dazu, dass Sie sofort den Menschen sehen, mit dem Sie sich treffen wollen. Dieses Handlungselement ist das Ergebnis, das durch die Verjüngung erreicht wird, es macht Ihnen möglich, das Verjüngungssystem zu fördern.

Die **Methode der Regenerierung des Körpers - 498513894387.**

Die **Methode des ewigen, gesunden und harmonischen Lebens – 496518381471.** In dieser Methode können Sie Ihr ewiges Leben so sehen, wie Sie gewöhnliche Objekte der physischen Realität sehen, und zwar alle Objekte, zum Beispiel einen Weg, Bäume, elektrische Leitung, Pfosten, Autos usw. Sobald Sie unter allen diesen Objekten mindestens einen Menschen wahrnehmen, können Sie damit rechnen, dass ab diesem Moment ein ewiges, gesundes und harmonisches Leben für Sie sichergestellt ist. Der Sinn so einer Steuerung liegt darin, dass jeder Mensch in sich diese Methodologie trägt und Sie brauchen bloß einen Menschen wahrgenommen zu haben, um diese Methode anwenden zu können.

Auf diese Weise hat der Schöpfer ursprünglich das Niveau der Steuerung festgelegt, das durch die Ewigkeit für alle und die Ewigkeit in jedem gekennzeichnet ist.

Aesculus chinensis - CHINESISCHE ROSSKASTANIE – 319 847 219 164 891
Die Methode des Nichtsterbens - 64971821941
Die Methode des Auferstehens - 318 674219 81
Die Methode der Verjüngung - 368 791 318 49
Die Methode der Regenerierung des Körpers - 368 714894 721
Die Methode des ewigen, gesunden und harmonischen Lebens - 368 728398 491

Agave chinensis - AGAVE CHINESISCHE - 219 367 891 497 218
Bei der Steuerung mithilfe der Pflanze Agave Chinesische muss man die geographische Lage dieser Pflanze betrachten, der Hinweis auf diese ist im Wort „chinesisch" erhalten. Wenn der Hinweis auf ein Territorium in der Bezeichnung der Pflanze erhalten ist, ist es ein Zeichen dafür, dass in dieser Pflanze das Wesen der Beziehung zu ihrer Region zum Tragen kommt: wenn die Pflanze eine generalisierte Reaktion des gemeinsamen Kollektivbewusstseins

besitzt und für ein bestimmtes Territorium fixiert ist.

Daraus folgt, dass gerade jetzt das System der territorialen Zugehörigkeit und der entsprechenden Steuerung realisiert wird.

Die **Methode des Nichtsterbens - 949 718 617 81**

In dieser Methode muss man ein einfaches Prinzip betrachten: sobald man an einer Stelle das Nichtsterben erreicht hat, muss man das Nichtsterben auf alles andere übertragen – auf jeden beliebigen Ort und auf jeden beliebigen Zeitpunkt. Es entsteht eine Spaltung des Ereignisses auf den Ort und die Zeit bezogen, und sogar wenn diese sich überschneiden, schaffen sie das Nichtsterben nicht, bei keiner Kombination der Ereignisse. Diese Methode ist sehr effektiv an der Stelle, an der Sie aus dem Generalprinzip an die ganze Information anknüpfen. Genauso wie jede andere Methode macht sie es möglich, die Ereignisse zu verhindern, die im Bezug auf das Nichtsterben problematisch sind.

Die **Methode des Auferstehens - 498 71381**.

Die **Methode der Verjüngung - 519 648319471**.

In dieser Methode sehen Sie sich jung, so dass Sie nicht nur Ihre Sichtweise, die Sie sich selbst als ein junger Mensch wahrnehmen lässt, in Betracht ziehen, sondern auch die, wenn Sie durch Ihr Bewusstsein den Prozess umfassen, in dem ein anderer Mensch gleichzeitig mit Ihnen sich selbst auch jung wahrnimmt. Als ob Sie es annehmen würden. Und dabei sehen Sie einen einzigartigen Spiegeleffekt. Das heißt, Sie nehmen sich selbst als jung wahr, stellen sich vor, dass sich noch ein zweiter, dritter Mensch usw., vier

Menschen und noch weitere als jung wahrnehmen, und es sind die einzigartigen Spiegel, die es also wirklich gibt, und die vor jedem Menschen stehen. Jeder, der in diesen Spiegel schaut, kann sich selbst jung sehen und jung wahrnehmen. Wenn Sie all diese flachen Informationssysteme durch Ihre Gedanken in Ihrem Bewusstsein praktisch vereinen, wie eine Spannfeder in einen robusten Spiegel, der Kristalleigenschaften besitzt, einpressen, sehen Sie, wie die Jugend anfängt, stürmisch aus diesen Kristallen zu wuchern und jeden, den Sie sich nebst Ihnen als jung vorstellen, erreicht. Es können Passanten, die einfach an Ihnen vorbei gehen oder Ihre Bekannten sein. Als ob Sie auf diese Weise die Jugend verteilen würden. Und je jünger diese werden, desto jünger werden Sie. Hier können Sie sogar rechnen. Es gibt einen optischen Vektor, der an sie übergeht - aus Sicht der Verjüngung – und der sich nach und nach vergrößert. Das heißt, Sie haben, zum Beispiel, zehn Vektoren je zehn Zentimeter lang übergegeben und dadurch praktisch hundert Zentimeter des Lichtstrahls, der Sie verjüngt, bekommen. An dieser Stelle kann man deutlich sehen, dass im Grunde genommen, wenn Sie jemandem etwas Gutes tun, bekommen Sie das Gleiche zurück. Das Prinzip des Spiegels liegt in der Verjüngung. Und logischerweise hat es, natürlich, mehr allgemeine Eigenschaften in Hinsicht auf die ewige Entwicklung, da die allgemeine Verjüngung die Jugend zum Gesetz des Lebens macht. Und im Rahmen eines Gesetzes, wie zum Beispiel bei dem Schwerkraftgesetz, wird immer das angehalten, was angehalten werden muss.

Die **Methode der Regenerierung des Körpers - 498517 981**

In dieser Methode muss man die Systeme des Körpers bestimmen, die auf jeden Fall und relativ schnell regeneriert werden müssen. Und dabei müssen Sie es schaffen, den Körper vor dem Moment, in dem ein ernsthaftes Problem zum Vorschein kommt, zu regenerieren. Sie müssen es versuchen, nicht nur auf dem Informationsniveau das, was Sie betrachten – ein Problem – zu definieren, sondern auch durch das Bewusstsein den fern liegenden Bereich, der sich nicht in Form der Information zeigt – mit anderen Worten, den man nicht sehen kann oder der durch äußere Wirkung für geheim erklärt ist – zu erfassen. Sie müssen alles, was die Regenerierung des Körpers betrifft, voll und ganz kontrollieren können, unter Anderem auch das, was Sie im Moment nicht wahrnehmen können. Diese Methode funktioniert bereits während dem Beobachten Ihrer Handlungen. Nachdem Sie nach dieser Methode eine Weile gearbeitet haben, können Sie eine Pause machen, um das Geschehene zu beobachten, und Sie bekommen eine ziemlich effektive Verjüngung.

Die **Methode des ewigen, gesunden und harmonischen Lebens - 498 712 81**

In dieser Methode können Sie sehen, dass ein ewiges, gesundes und erst recht harmonisches Leben unmittelbar sowohl mit der Methode der Regenerierung des Körpers als auch mit der Methode der Verjüngung und des Nichtsterbens verbunden ist. Und hier betrachten Sie das Niveau des ewigen Lebens so, dass der Fakt des Auferstehens als ein unerlässliches Element des ewigen Lebens auftritt, dabei darf man nicht zulassen, dass die noch Lebenden sterben. Auf jeden Fall müssen alle Gestorbenen auferstehen, dabei bleibt aber das Nichtzulassen davon, dass die Lebenden sterben, die Hauptformel der Steuerung. Auf der Grundlage dieses verlängerten Begriffes – der Methode des ewigen, gesunden und harmonischen Lebens, die die Methoden des Nichtsterbens, des Auferstehens, der Verjüngung und der Regenerierung des Körpers umfasst, können wir sehen, dass eine gemeinsame Steuerung möglich ist, in der sich die zweckgebundenen Ebenen nach einem bestimmten Folgesystem ordnen – das Erste, das Zweite, das Dritte usw. Ebenso können Sie sehen, dass das Hauptziel es ist, nicht zu zulassen, dass ein Mensch stirbt. Aufgrund dessen kann man die Ewigkeit des Lebens definieren: es ist das, was sich aus den Elementen des Nichtsterbens formt.

Wenn Sie dazu die Methode der Gesundheit geben, dass heißt, wenn Sie praktisch anhand der Worte, die in diesen Methoden zum Vorschein kommen und durch die diese Methoden bestimmt werden, erreichen Sie immer und überall das ewige Leben. Und wenn Sie den Sinn der Wörter ergründen, was eigentlich normalerweise sein sollte, verstehen Sie, dass Sie manchmal bei einigen Prozessen der Realität ins Detail gehen sollen und versuchen sollen, in diesen Prozessen einen inneren durchquerenden Sinn zu erkennen und ihn manchmal durch die Zugabe eines sinnverwandten Wortes zu verstärken. Durch diese Nuance, die am Anfang fast nicht zu sehen ist, kann man ein ewiges, gesundes und harmonisches Leben erreichen. Versuchen Sie in bestimmten Details des Benehmens und sogar der Wortbildung feine Ströme, feine Ebenen Ihrer Entwicklung, Ihres Lebens, Ihrer Wahrnehmung zu finden und versuchen Sie, diese so zu formen, dass Sie in Ihrem inneren Auge befestigt werden. Im Alltag, in den Momenten, wenn Sie beschäftigt sind, sollen Sie mindestens in Ihrem Inneren verstehen, dass Sie sich alle Details der Situation, in der Sie sich gerade befinden, durch, zum Beispiel, Ihre Seele, Ihren Geist merken, und dass Sie auch in größeren Projekten, die Sie durchführen, alle Momente der Realität im Auge behalten. Dies muss auf dem Niveau Ihres Geistes, Ihrer Seele eingeprägt werden, dann werden Sie absolut ewig sein. Dies werden Sie als Realität wahrnehmen, und es wird tatsächlich der Fall sein, da Sie in diesem Moment leben und dabei die Technologien der ewigen Entwicklung, die Ihnen ein ewiges Leben sicherstellen, erlernen. Davon ausgehend, kann man bereits behaupten, dass Sie ewig sind. Da das Erlernen der Technologien des ewigen Lebens selbst in diesem Zeitpunkt in vielerlei Hinsicht das Erlangen der Ewigkeit und einer bestimmten Garantie der Ewigkeit ist. Da wenn die Zeit ausreicht, ist es die Garantie dafür, dass Sie das ewige, gesunde und harmonische Leben auf jeden Fall erlernen. Und je mehr Sie diese Technologien akzeptieren, desto mehr investieren Sie in den Prozess Ihrer eigenen Entwicklung aus Sicht des Weges der ewigen Entwicklung, desto mehr Zeit wird zu Ihrer Verfügung stehen. Mehr Zeit bedeutet, dass Sie sich noch mehr Methoden aneignen können, dass Sie sich die Technologie der Ewigkeit und der ewigen Entwicklung noch ernsthafter und mit noch mehr Details aneignen können, deswegen ist es durchaus logisch anzunehmen, dass Sie bereits jetzt ewig sind. Und wenn Sie in Ihr Leben eine bestimmte Zeit für das Erlernen dieser Prozesse der ewigen Entwicklung einplanen, kann man sagen, dass die Ewigkeit, die für Sie garantiert ist, durch Ihren eigenen Willen verstärkt ist. Dann kann man annehmen, dass Sie von diesem Weg nichts abweichen lässt, das heißt, dass Sie die Ewigkeit bereits erreicht haben.

Diese Form des Bewusstseins macht es möglich, so zu steuern, dass Sie ruhig, konzentriert arbeiten und immer zu einem Ergebnis kommen.

Aglaia odorata - AGLAIA DISCOIDEA - 498 317 219 841 264.
Auf der Grundlage der Terminologie dieser Pflanze müssen Sie in diesem Fall aus dem Duft für das Sicherstellen des ewigen Lebens, der ewigen Entwicklung und dafür, dass sich Ihre ewige Liebe realisieren kann, einen Nutzen ziehen. Ursprünglich müssen Sie davon ausgehen, dass eine ewige Liebe Ihre eigene Wahrnehmung, Ihr eigenes Leben ist. Allerdings die, die die ewige Liebe erlebt haben, bleiben für immer bei ihr. Ebenso müssen Sie davon ausgehen, dass Sie bestimmte Dufte, die einer ewigen Liebe entsprechen, wahrnehmen können. Das heißt, Sie müssen versuchen auf dem logischen Niveau zu begreifen, dass ein Duft eine Form hat, er gehört zu einer bestimmten Person oder zu einem

bestimmten Punkt im Raum, dabei können Sie, eigentlich, den Fakt berücksichtigen, dass Pflanzen meistens die Düfte, die den Menschen gefallen, reproduzieren. Davon ausgehend, kann man die Duftstruktur als eine Struktur einer bestimmten inneren Entwicklung betrachten, die von der Entwicklung der Persönlichkeit als solcher meistens unabhängig ist, da Düfte den Menschen, die erst mit einer gesellschaftlichen oder geistigen Ausbildung angefangen haben, bestimmt gefallen können. Dabei stellen die Düfte Menschen in vielerlei Hinsicht gleich – unabhängig von dem Ausbildungsniveau oder sozialen Status. Oft können Düfte allen gleichzeitig gefallen. Zum Beispiel kann man davon ausgehen, dass der Duft der Rosen, den ein Mensch schön findet, auch anderen Menschen gefällt. Oder der Duft anderer Pflanzen oder Blumen.

Daraus folgt, dass man ein bestimmtes Prinzip im Kollektivbewusstsein erreichen kann. Das zeigt, dass es im Kollektivbewusstsein bestimmte für alle akzeptablen Bereiche gibt. Auf der Grundlage dessen folgen weitere Methoden, die man in einem persönlichen Fall für das Erreichen des Nichtsterben, des Auferstehens, der Verjüngung, der Regenerierung des Körpers und eines ewigen, gesunden und harmonischen Lebens anwenden kann.

Die **Methode des Nichtsterbens - 498314318541 98**.

In dieser Methode kann man das Nichtsterben aus Sicht des Status dieser Pflanze als ein System der Gesetze, die durch die ganze Gesellschaft realisiert werden, generalisieren. Mit anderen Worten, das Nichtsterben wird durch die Strafbehörde, sozialen Systeme und andere Strukturen des menschlichen Lebens und der menschlichen Entwicklung geschützt. Also wenn man daraus das tragende Informationssystem - das, was diese Prozesse nicht aus der Sicht der Wahrnehmung der Menschen, sondern auf dem Niveau der Weltstruktur bewegt - absondert, kann man sehen, dass dies eine kollektive Phase, die der Schöpfer ursprünglich für das Nichtsterben erschaffen hat, darstellt. Ein ursprünglicher Mechanismus, der in jedem System oder an der Schnittstelle dieser Systeme eingebaut ist. Und dann wird klar, dass wir das Nichtsterben erreichen können, indem wir die inneren Funktionsstrukturen jedes Systems erforschen: des Sozial-, Natur- oder eines Drittsystems, das zum Beispiel in der Erscheinungsliste nicht angegeben worden ist. Und an der Stelle wird uns klar, dass das Nichtsterben eigentlich ein natürlicher Zustand, der eintritt und jedem Menschen eigen ist, ist. Und daraus, dass dieser Zustand bei jedem Menschen zum Beispiel im Schlaf oder während einer Handlung antreten kann, kann man Schlüsse ziehen, dass dieser Zustand das Wesen des Menschen darstellt. Und wenn ein Mensch verstanden hat, dass nicht zu sterben ganz natürlich ist, stirbt er nicht, da er einfach von seiner Natur aus so ist. Und in diesem Fall funktioniert diese Methode hundertprozentig, das heißt nicht nur auf diesen Menschen bezogen, sondern auf alle. Wenn ein Mensch sieht, dass die Methode in Hinsicht auf alle funktioniert, erkennt er durch sein inneres Auge, durch das Auge der Seele, dass er bestimmt nicht sterben wird, weil diese Methode bei allen funktioniert. Die Zahlenreihe für das

Nichtsterben für alle lautet **298 041 31 689**. Hier schaltet das Prinzip des ernsthaften Steuerungspunktes ein, gemäß dessen ein Mensch unsterblich ist, ob er es möchte oder nicht. Ein Mensch stirbt nicht. Hier wird eine gemeinsame Einsicht dessen, dass das Nichtsterben als ein Systemniveau existiert, aufgehoben. Aber unter dieser Betrachtung ist zu sehen, dass es genau umgekehrt ist: das Sterben ist Nonsens, das, was nicht sein soll. Diese ruhige Wahrnehmung dessen, dass das Nichtsterben das ist, was jeder erreichen kann – aufgrund dessen, dass die Menschen, die heutzutage leben, es erreicht haben – dieses Prinzip muss für unendliche Zeit verbreitet werden. Die ganze Menschheit soll von einer bestimmten Sphäre des Nichtsterbens umgeben werden und man soll versuchen, die Zweige dieser Erscheinung in alle Strukturen der Welt einzuführen.

Die **Methode des Auferstehens - 498741219847**

In dieser Methode kann man das Prinzip einer bestimmten doppelten Sichtweise betrachten. Das heißt: wenn Sie eine Information, die Sie betrifft, aus dem Blickwinkel der ewigen Entwicklung betrachten, können Sie diese sowohl als die Information, die Sie im Wesentlichen für Sie wichtigen Angelegenheiten betrifft, als auch als die Information, die Sie bloß mittelbar betrifft, die sich so zu sagen rings um Sie herum befindet. Auf diese Weise können Sie zum Beispiel sehen, dass die Kombination der Informationen – der die Sie unmittelbar betrifft und der die Sie bedingt, das heißt mittelbar, nicht direkt betrifft – nicht unbedingt zu einem Ergebnis führen soll, das alles sind Ebenen einer Rangfolge, da Sie das alles wahrnehmen können. Wenn Sie das alles auf einem gleichmäßigen Niveau wahrnehmen, können Sie durch die Zahlenreihe **491384** die Information steuern, um ihr die ein oder andere Bedeutung zu zuweisen. Bevor Sie anfangen, etwas zu unternehmen oder zukünftige Ereignisse zu beobachten, können Sie sich so einstellen, dass es Ihnen gelingt, nur durch eine leichte Gedankenbewegung andere auferstehen zu lassen. Wirklich durch eine leichte, eine tatsächlich ganz leichte Gedankenbewegung, weil das Auferstehen und das ewige Leben die Realität sind, die objektiv zu existieren scheint. Sie beobachten zum Beispiel eine Pflanze und nehmen sie als eine gewöhnliche Struktur der Welt wahr. Auf dieselbe Weise können Sie jemanden, den Sie auferstehen lassen möchten, auferstehen lassen, indem Sie dieses Wahrnehmungssystem auf den Auferstandenen übertragen. Diese Methode kann übrigens für die prophylaktische Behandlung problematischer Ereignisse, die rings um Sie herum geschehen, aber Sie unmittelbar nicht betreffen, dafür aber manche Naturerscheinungen, angewendet werden. Zum Beispiel dafür, dass es keine Erdbeben oder natur- oder technologiebedingte Zerstörungen gibt. Hier müssen Sie einfach diese Informationsstruktur auf so ein Niveau bringen, das sie Sie oder andere Menschen nicht auf die Weise betrifft, die Ihre Interessen wesentlich verletzt oder beeinträchtigt. Auf diese Weise können Sie die Erscheinungen der Umwelt auf dem Informationsniveau harmonisieren, was wiederum zu realen Situationen der Steuerung von Makrosystemen führen kann. Das Auferstehen eines Menschen ist eine Makrosteuerung der ganzen Welt – eine Änderung eines bestimmten Informationsniveaus in die Richtung des ewigen Lebens. Es stellt die Gleichartigkeit des Steuerungsniveaus dar, in dem Sie ein bindendes Ergebnis bekommen.

Die Methode der Verjüngung - 498317219 814

Die Methode der Regenerierung des Körpers - 498 642 718491

In dieser Methode muss man das Prinzip, sagen wir des Duftes, der Gesundheit mit sich bringt, betrachten. Sie nehmen jedes beliebige Steuerungsniveau so wahr, dass Sie auf dem Informationsniveau ein für Sie wohltuendes Niveau der Wahrnehmung der Information erschaffen können. In einer gewöhnlichen Steuerung nehmen Sie vielleicht den Duft nicht wahr, aber hier erzeugen Sie quasi durch die Willenskonzentration den Duft, der mit sich die Regenerierung des Körpers bringt. Der Duft der Frische, der Duft eines positiven Niveaus der Umwelt. Der Umwelt, die Ihnen Gesundheit liefert. Sie können sich sogar an einen Duft, den Sie irgendwann im Grünen gerochen haben erinnern oder an einen anderen bestimmten Duft, der Ihre Gesundheit normalisiert. Hier können Sie die Zahlenreihe, die diesen Duft auch noch modelliert, anwenden, diese Zahlenreihe ist wie folgt - **49389151947**. Die Steuerung der Düfte für die Regenerierung des Körpers ist eine sehr effektive und oft allgemein anwendbare Methode im Bereich physischer Düfte, zum Beispiel, im Bereich der Aromatherapie. In diesem Fall werden Sie Ihr Bewusstsein benutzen, um die Düfte, durch die Sie Ihre Gesundheit regenerieren, zu modulieren. Dabei können Sie die

Information, die dem Duft entspricht, nicht nur auf dem Niveau der Duftrezeptoren positionieren – so wie Sie es auf dem physischen Niveau wahrnehmen – sondern auch die Information, die dem Duft entspricht, in die Nähe des Gewebes, das regeneriert werden soll, übertragen. Und die Wirkung des Duftes, der Ihren Körper zur Norm bringt, wird unmittelbar übertragen werden, und nicht nur durch die Geruchsorgane.

Die **Methode des ewigen, gesunden und harmonischen Lebens - 498 713 219648371854**

Hier muss man alle Menschen als glückliche, zufriedene Menschen wahrnehmen, Menschen, die sich unter angenehmen Düften und im Leben guter Qualität u. ä. befinden. Das, was einem ewigen, gesunden und harmonischen Leben entspricht. Aus dem Grund müssen Sie verstehen, dass wenn sich die Gesellschaft im Großen und Ganzen noch nicht auf dem Niveau der ewigen harmonischen Entwicklung, des ewigen gesunden Lebens befindet, gibt es Personen oder Situationen, oder Umstände, die versuchen, dieses Niveau vom Vektor dieser Entwicklung zu verschieben. Und Sie müssen systematisch und fachgerecht solche Wege finden, dass Sie von diesem Weg nicht versetzt werden können. Mit anderen Worten, müssen Sie einen möglichen Widerstand von Außen bezwingen können und dafür müssen Sie immer handeln und Ihre Methoden ständig verbessern und versuchen, ewig zu bleiben und zwar so, dass wenn Sie in die Richtung Ewigbleiben arbeiten, müssen Sie in Ihrem Inneren verstehen können, dass Sie ohnehin bereits ewig sind. Das System bestimmter Ereignisse, wobei eins in einem anderen liegt und das ursprüngliche Ereignis Ihre natürliche Ewigkeit ist, ist absolut und nichts kann es beeinflussen. Und dann erkennen Sie viel schneller, dass Sie auf dem Niveau der systematischen Wahrnehmung ewig sind. Das heißt, Sie nehmen es als ein bestimmtes gewöhnliches Ereignis wahr und handeln weiter, um sich weiter zu entwickeln und eine noch effektivere Verwirklichung dieses natürlichen Zustandes für sich selbst und alle anderen sicher zu stellen.

Ailanthus glandulosa – GÖTTERBAUM – 548 491 318 479 219
Die **Methode des Nichtsterbens - 349 719 819 818519**
In dieser Methode muss man das menschliche Wesen betrachten in Hinsicht auf alle Lebewesen: worin liegt die Aufgabe des Menschen aus der Sicht des Sicherstellens des ewigen Lebens für alle Lebewesen und wie kann sie erfüllt werden. Auf Grund des Prinzips des Nichtsterbens, das sich auf alle Erscheinungen der Realität verbreitet, kann man feststellen, dass das Sicherstellen des ewigen Lebens für, zum Beispiel, Pflanzen einen bestimmten Strom des Bewusstseins kennzeichnet, mit anderen Worten - das Niveau, das im Großen und Ganzen einen Menschen kennzeichnet. Also wenn das Folgeniveau eine Handlung erzeugt, erzeugt das Ursprungsniveau die gleiche Handlung. Demzufolge kann man hier durch die Analyse der Zahlenreihe dieser Methode sehen, dass wenn man Pflanzen den Status des Nichtsterbens durch diese

Methode zuweist und seine Handlung auf ein inneres System der Welt verbreitet, erreicht man gleichzeitig selbst das Nichtsterben.

Die **Methode des Auferstehens – 498317514398**

In dieser Methode betrachten Sie die Struktur Ihrer Entwicklung aus folgender Sicht: wenn Sie jemanden auferstehen lassen, sammeln Sie Erfahrung im Bereich des Auferstehens bis zu dem Niveau jedes beliebigen Informationsobjekts und unter Anderem erreichen Sie auch das Auferstehen einer Pflanze. Und wenn Sie eine ziemlich große Pflanzenmenge, die Sie auferstehen lassen möchten und die in die unendliche Vergangenheit davongeht, aus der Sicht dessen, dass es auf der Erde bereist eine Menge Pflanzen gibt, betrachten, können Sie das Prinzip des allgemeinen Zugangs des Schöpfers zu jedem Lebewesen betrachten. Und an der Stelle, wenn Sie bereits, aus diesem Prinzip ausgehend, Ihre Handlung auf Informationsobjekte verbreiten, können Sie eine Zahlenreihe bekommen, die Ihre Handlung im Bezug auf das Beobachten eines Objektes der Realität mit dem Fakt, dass das Beobachten an sich bereits in die Richtung des Auferstehens für das Erreichen des Auferstehens steuert, verbindet. Diese Zahlenreihe ist folgende: **498513 497**.

Die **Methode der Verjüngung - 549813 498 614**

In dieser Methode kann man ein System der Realität betrachten, die sowohl Sie als auch alle anderen Menschen betrifft. Es ist ein bestimmter Informationsbereich, der Ihren Gedanken über die Weltstruktur - bewussten oder unbewussten - entspricht. Auf Grund dessen können Sie sehen, dass Ihr gewöhnlicher Gedanke, der auf Grund des gewöhnlichen Lebensprozesses existiert, praktisch alle Menschen umfasst, auf die ein oder andere Weise. Ein Gedanke jedes Menschen ist aus Sicht der Stoffwechselprozesse praktisch allgegenwärtig und hat einen oder anderen Platz im Informationssystem und im Gedankenraum. Deswegen, wenn Sie Gedanken eines Menschen im Bezug auf die Verjüngung erkennen und verstehen möchten, müssen Sie versuchen, zu berechnen – einfach auf eine geometrische Weise zu finden – wo sich sein Gedanke befindet und diesem Gedanken das Licht der ewigen Entwicklung, der ewigen Jugend übergeben. Wenn Sie diese Übergabe fixiert haben, bekommt ein anderer Mensch, der in dem Moment daran gar nicht denkt, einen Impuls der Jugend. Er fängt an, darüber nachzudenken, wie er sein Aussehen verbessern kann, wie er jünger sein kann. Und dieser unbewusste Impuls verbreitet sich auch auf Sie. Es sieht so aus, dass Sie in diesem Moment einen Zugang zu der Struktur des Kollektivbewusstseins bekommen, in der die für alle Menschen zusammengefasste Jugend praktisch existiert. Dies ähnelt einem Kristall, der sich praktisch ständig auf demselben Strahlniveau befindet, und gerade auf diesem Niveau die Jugend für alle Ihre Wirkung hat. Deswegen, wenn Sie anfangen, die Struktur der Jugend als das System der Entwicklung Ihrer Persönlichkeit zu betrachten, können Sie sehen, dass diese Struktur mit dem Wachstum eines bestimmten Kristalls oder mit dem Vorhandensein gleicher Kristalle der Jugend verglichen werden kann. Wenn Sie diese mit Ihrem Blick zu einem Ganzen verbinden, sehen Sie, zum Beispiel, eine Sphäre, die aus den Kristallen der Jugend aufgebaut ist, dann verstehen Sie, dass diese Kristalle auf die Weise zusammen aufgebaut werden sollen, dass sich daraus eine Sphäre bildet. Vielleicht sind sie anfangs nicht genug facettiert, um zu einander genau zu passen, sodass sich daraus eine Sphäre ergibt. Wenn Sie anfangen, darüber nachzudenken, wie jeder dieser Kristalle facettiert werden soll, bekommen Sie als Ergebnis die Jugend. Das heißt, die Jugend aus den Gedanken, die auf die Verjüngung gerichtet sind. Und diesen Kristall des Wissens bekommen als ein System der Verjüngung.

Die **Methode der Regenerierung des Körpers - 498517219428**.
Bei dieser Methode muss man sich auf die ersten drei Zahlen konzentrieren und dabei sich diese erst in der silbernen Farbe vorstellen, dann – in der weißen. Dann bekommen Sie zwei Reihen: eine - wenn Sie sich auf die ersten drei Zahlen in der silbernen Farbe und die zweite - wenn Sie sich auf die ersten drei Zahlen in der weißen Farbe konzentrieren, dann fangen die beiden Reihen an, sich von einander zu unterscheiden. Daraus kann man das Prinzip der Steuerung bekommen: zwei gleiche Erscheinungen fangen an, sich dann zu unterscheiden, wenn man diesen kleine Unterscheidungsmerkmale zuweist. Von diesem Prinzip ausgehend, können Sie ein ganz gesundes Gewebe des Körpers nur dadurch bekommen, dass Sie dem Gewebe, das zu regenerieren ist, einen Unterscheidungsimpuls senden, und das gesunde

Gewebe als das Gewebe, das in den Farbsystemen vollkommen Normalwerte hat, daneben stellen. Auf diese Weise entfernen Sie die Information, die dem ungesunden Gewebe entspricht, aus dem Wahrnehmungsbereich und dadurch regenerieren Sie Ihren Körper.

Die **Methode des ewigen, gesunden und harmonischen Lebens - 498317 894.**

In dieser Methode kann man bei dem Betrachten von drei letzten Zahlen dieser Zahlenreihe – acht, neun und vier – sehen, dass wenn man die erste dieser Zahl um eins vergrößert, bekommt man neun (acht plus eins gleich neun) und die nächste Zahl ist vier, die genau die Hälfte von acht ist. Daraus folgt, dass eine Handlung mit einer Zahl die ursprüngliche Zahlenebene verringern kann. Wenn man auf diese Weise eine ganze Zahl, die ganze Zahlreihe betrachtet, kann man sehen, dass jede Zahl auf eine bestimmte Weise die Nebenzahlen beeinflusst. Wenn man auf diese Weise diese Zahlenreihe betrachtet, kann man sehen, dass sich die Zahlenstruktur selbst, geometrisch gesehen, im Zentrum der Reihe befindet – als ein leuchtender Punkt. Analog dazu findet man eine Sphäre um den Menschen herum, da eine Zahl den Menschen nicht betrifft, demzufolge muss kein Punkt sondern eine Sphäre einen Menschen umgeben, eine Sphäre, die ein ewiges, gesundes und harmonisches Leben kennzeichnet. Und wenn Sie in Ihren Gedanken mit dem Kleinfinger Ihrer rechten Hand die innere Sphärenfläche berühren, bekommen Sie von der Sphäre eine bestimmte Energie. Anderweitig gesehen kann man es als eine große Seifenblase betrachten, die in allen Regenbogenfarben schillert, und der Mensch befindet sich in der Blase und berührt mit seinen Fingern die Innenseite. Der Mensch muss die Blase so berühren, dass sie nicht zerplatzt. Mit anderen Worten stellt ein Feingefühl, eine sanfte präzise Vorgehensweise auf alle Erscheinungen der Realität bezogen das Prinzip dieser Methode dar. Und dann erreichen Sie die ewige, gesunde und harmonische Entwicklung und dementsprechend das ewige Leben, unter denselben Bedingungen – Gesundheit und Harmonie.

Akebia quinata - AKEBIA - 348 514 471 189 894
Die **Methode des Nichtsterbens - 641018 98**
Bei dieser Methode muss man das System der Realität betrachten, das sich von Ihnen entfernt befindet und nach seinen eigenen Gesetzen lebt. Und Ihre Aufgabe ist es, in diese Realität einzutreten und Ihr Dasein dort auf jeden Fall sicherzustellen. Das heißt, auf Grund des Prinzips, dass man mit eigenen Statuten in ein fremdes Kloster nicht gehen soll, kommen Sie und nehmen alles so wahr wie es ist, wie es in dieser Realität existiert. Das Wort „Kloster" war einfach als ein Beispiel aufgeführt, gemeint ist aber Folgendes: eine andere Weltordnung, eine andere Weltstruktur müssen für Sie kein Hindernis in Hinsicht auf das Nichtsterben sein. Diese Methode hilft durch die Konzentration auf die Zahlen, Ihr Dasein unter der Bedingung des Nichtsterbens auf ein beliebiges System zu verbreiten. Das System wird womöglich praktisch nicht verändert. Das heißt, einfach mithilfe der Steuerung im System leben, ohne

das System zu beeinflussen.

Die **Methode des Auferstehens – 498317214819**

Diese Methode sieht im Bezug auf die Struktur statischer Information, die der Pflanze Akebia entspricht, folgendermaßen aus: die Statik der Pflanze, die in diesem Fall durch das physische Wachstum einer konkreten Pflanze an einem konkreten Ort bedingt wird, macht es möglich, das System, das das Dasein des Auferstandenen an diesem Ort kennzeichnet, in der Weltstruktur kräftig zu befestigen. Daraus folgend kann man durch die gegebene Zahlenreihe so steuern, dass sich der Auferstandene genau dort im System der physischen Realität befindet, wo Sie sich mit ihm treffen möchten. Dabei muss Ihr Bewusstseinniveau – das heißt die Realität Ihres Bewusstseins – mit dem System der physischen Realität übereinstimmen. Dadurch, dass Sie sich einen Ort in der Struktur Ihres Bewusstseins vorstellen, müssen Sie genau an diesem Ort auf dem Niveau der physischen Realität den Auferstandenen treffen.

Die **Methode der Verjüngung - 479815514319 89**

Bei dieser Methode kann man durch das Betrachten der Pflanze Akebia aus der Sicht der Fixierung an einem konkreten geographischen Ort, in einem geometrischen Punkt das Prinzip der Verjüngung sehen, das das Vorhandensein der Information über die jungen Zellen in einem Raumbereich zur Anwendung bringt. Nehmen wir zum Beispiel eine Pflanze. Sie wächst so, dass sie am Anfang des Wachstums jung ist, und diese Information hat sich irgendwo im Raum befestigt. Sie treten in dieses Informationssystem ein –

eine bestimmte Schicht der Information, ein Informationsbereich – auf dem Bewusstseinsniveau ein und nehmen das Leuchten dieses Bereichs wahr. Auf diese Weise werden Sie jünger. Diese Verjüngungstechnologie ist dann geeignet, wenn Sie das Licht, das auf Sie gerichtet ist, ruhig und konzentriert wahrnehmen können.

Die **Methode der Regenerierung des Körpers - 498317219 84**.
Bei dieser Methode muss man die Steuerung so realisieren, dass die Information, die von der Zahlenreihe durch die Konzentration auf diese Reihe so als ob es auf ein Bild wäre oder von der gedanklichen Wiedergabe dieser Reihe ausgehend auf Ihre rechte Hand hinkommt, die Ebene des Schultergürtels passiert und zu Ihrer linken Hand hinkommt, so dass Sie in einigen Fällen auf dem Informationsniveau die Erwärmung der Handflächen wahrnehmen. Die Energie, die auf Grund dieses Gefühls der Wärme entsteht, regeneriert Ihren Körper. Und zwar immer.

Die **Methode des ewigen, gesunden und harmonischen Lebens - 489317 894219 48**.
Diese Methode macht es möglich, durch die Anwendung der angegebenen Zahlenreihe die eigene Zukunft zu sehen, die sich auf Ihr ewiges, gesundes und harmonisches Leben verbreitet hat. Das Verbreiten selbst existiert im Raum der Wahrnehmung als ein ewiges Bild. Sogar wenn Sie nicht daran denken, befindet es sich immer am selben Platz. Wie ein Gemälde, das immer an der Wand in Ihrem Zimmer hängt. Auf diese Weise, wenn Sie das ewige, gesunde und harmonische Leben wahrnehmen, können Sie dieses

Leben erlernen, so wie Sie das Gemälde, das in Ihrem Zimmer hängt, beschreiben können.

Albizzia julibrissin – MIMOSE – 489 371 484 514
Die **Methode des Nichtsterbens** - 217498318491
Die **Methode des Auferstehens** – 614218519317
Bei dieser Methode kann man unter dem Vorhandensein der Information der Pflanze Mimose die Pflanze selbst als eine Struktur der Leitfähigkeit der Prozesse der Realität in Kombination mit einer bestimmten Lichtoptik betrachten. Die Sonne scheint, die Photosynthese läuft, und dabei wächst die Pflanze, aber die inneren Prozesse, die innerhalb der Pflanze geschehen, nehmen die Sonne nicht unmittelbar auf. Pflanzen sind dadurch gekennzeichnet, dass deren Außenfläche die Sonne aufnimmt. Die Zellen, die innerhalb der Pflanze entstanden sind, aber das Signal nicht unmittelbar aufnehmen, kennzeichnen das Prinzip, nach dem die Methode des Auferstehens aufgebaut werden kann, auf Grundlage dessen, dass der Mensch, der das Auferstehen durchführt, in der Anfangsphase einen bestimmten Auferstandenen in einem konkreten geographischen Punkt nicht sehen kann, dabei versteht er aber, dass dieser Auferstandene irgendwo existiert. Mit anderen Worten ist diese Wahrnehmung analog zu dem System der physischen Realität, in der ein Sonnenstrahl auf physischer Ebene existiert, eine Pflanzenzelle in einer Pflanze auf physischer Ebene existiert und der Mensch beobachtet das alles und verstehet es. Dieses Prinzip

des Verstehens verbreitet sich auf die Methode des Auferstehens und macht das Auferstehen bereits auf Grund des Verstehens ursprünglicher Prozesse des Auferstehens möglich. Diese Methode wird oft in den Fällen, in denen es unmöglich ist, die Situation lange zu analysieren, oder wenn, zum Beispiel, ein präventives Auferstehen notwendig ist, angewendet. Ein Praxisbeispiel: ein Mensch fährt eine Straße entlang und sieht, dass irgendwo vorne ein Autounfall – sogar ohne ihn – passieren soll. Und der Mensch führt unter Anwendung dieser Methode eine Steuerung ein, und infolgedessen führt der Autounfall zu keinen fatalen Folgen für die Menschen, die in diesen Autounfall verwickelt sind oder es passiert gar kein Autounfall. Das heißt, die Menschen bleiben am Leben. Das ist eines der Prinzipien, in denen man die Methoden des Auferstehens als Methoden, die Schäden der Gesundheit oder des Lebens des Menschen vorbeugen können, betrachten soll.

Die **Methode der Verjüngung - 489371519641**

In diesem Fall kann man folgende Methode anwenden: man muss sich die Zahlenreihe so vorstellen, dass sie den Menschen wie ein Kreis umgibt und der Mensch sich innerhalb dieser Reihe befindet und einfach von den Zahlen die Verjüngung bekommt.

Die **Methode der Regenerierung des Körpers - 31948151948**

Die **Methode des ewigen, gesunden und harmonischen Lebens - 647218219481**

Diese Methode können Sie in diesem Fall als eine Methode der mit anderen Systemen gleichzeitigen ewigen und harmonischen

Entwicklung betrachten und dabei können Sie sehen, dass es in anderen Systemen, zum Beispiel in Pflanzen, auch einen bestimmten Vektor gibt, der das System in die Richtung der ewigen Entwicklung bewegt. Auf Grund dessen kann man die Struktur der Realität betrachten, in der sich alle Elemente der Realität gleichzeitig in die Richtung der Ewigkeit entwickeln und zwar so, dass Sie die für Sie notwendige Information bekommen, die Sie persönlich auf der Ebene der ewigen Entwicklung besser macht. Sie sollen versuchen, eine Analogie im Bezug auf die ewige Entwicklung in lebenden Objekten zu finden, um dadurch eine Steuerung des ewigen, gesunden und harmonischen Lebens zu erreichen. Dabei können Sie genauso von den nicht lebenden Objekten die Information bekommen, die Ihnen ein ewiges, gesundes und harmonisches Leben ermöglicht. Dafür können Sie die Methode der Widerspiegelung dieser Objekte anwenden. Sie können sich vorstellen, dass ein Tennisball gegen einen Stein schlägt und Sie fangen ihn mit Ihrer Hand. An der Stelle verstehen Sie, dass sich der Tennisball im Bezug auf den Stein widergespiegelt hat und dabei nehmen Sie innerlich wahr, dass der Stein hart ist. Diese Methode der Widerspiegelung der Elemente, die keine Lebewesen sind, können Sie entsprechend anwenden. Wenn Sie dabei noch dazu diese Elemente auf eine bestimmte Weise beleben, in ihnen eine Präsenz sehen können, die der ähnlich ist, die es in den geistigen Kennzeichen von Menschen oder anderen Lebewesen gibt, machen Sie das Objekt, zum Beispiel den Stein, durch diese

Information geschmeidig, sodass er sogar durch die Information seine Form verändern kann, um Ihnen das ewige, gesunde und harmonische Leben sicherzustellen. Diese Formveränderung kann durchaus so sein, dass kein hartes Naturobjekt, kein System, das für Ihre Gesundheit schädlich ist, Ihnen mehr schaden kann. Übrigens die Elemente inklusive, die der Alterung zugrunde liegen.

Aleurites triloba – KERZE - 914 317 849 671 219.
In diesem Steuerungssystem kann man die Struktur des Feuers betrachten, so zu sagen eines Systems des Leuchtens, das alle Lebewesen bezeichnet. Und auf der Grundlage dieses Leuchtens sollen Sie versuchen, das Leben ganz schnell zu definieren, mit anderen Worten erschafft die innere Wahrnehmung des Lebens das Leben. Das ist Ihr natürlicher Zustand, in dem Sie sich befinden, wenn Sie verschiedene Lebensformen, die Sie umgeben, wahrnehmen. Genau das nehmen Sie als Leben wahr.

Die **Methode des Nichtsterbens - 491 819 47 218.**
Bei dieser Methode müssen Sie verstehen, dass das Vorhandensein von Lebewesen rings um Sie herum eine Garantie dafür ist, dass Sie nicht sterben.

Die **Methode des Auferstehens - 471 894519 648.**
Bei dieser Methode muss man die Realität wie ein System wahrnehmen, das negative Prozesse der Welt widerspiegelt. Und das Auferstehen wird auf jeden Fall stattfinden, da die Welt so aufgebaut ist, dass sich das ganze Negativ auf der Ebene der ewigen

Entwicklung widerspiegelt und positive Prozesse stehen bleiben.

Die **Methode der Verjüngung - 648974 819**

Bei dieser Methode muss man zum Beispiel seine Hände, seinen Körper als ein System, das das Licht der Jugend wiedergibt, wahrnehmen. Und dieses Licht wird vom Körper aufgenommen. Es sieht so aus, dass Sie sich selbst jünger machen.

Die **Methode der Regenerierung des Körpers - 498 747219 814**.

Bei dieser Methode muss man alle Ressourcen seines Körpers auf der Ebene einer Zelle konzentrieren, die den ganzen Körper regeneriert.

Die **Methode des ewigen, gesunden und harmonischen Lebens - 649 783 219 847**

In dieser Methode müssen Sie Ihr ewiges, gesundes und harmonisches Leben als ein System wahrnehmen, das nicht nur in Ihrem Inneren existiert, nicht nur Sie betrifft, sondern auch in jeder Realität existiert. Egal wo Sie sich befinden und wo Sie sich als ein ewiger, gesunder und harmonisch lebender Mensch wahrnehmen. Ihre Wahrnehmung ist Ihre Realität, durch die Sie die Ereignisse in Ihrem Leben steuern können. Dies müssen Sie in dieser Methode durch Ihre Seele verstehen.

Algae – ALGEN - 498 641 718 491 845

Die **Methode des Nichtsterbens - 621 471 894 219471**

Diese Methode ist dadurch gekennzeichnet, dass Sie das Nichtsterben als eine Struktur der Außenwelt betrachten. Die ewig existierende Welt ist die Garantie des Nichtsterbens, und deswegen müssen Sie Ihre Wahrnehmung auf die ganze Welt verbreiten, damit sich jede Erscheinung der Welt darin widerspiegeln kann und dadurch erreichen Sie das Nichtsterben.

Die Methode des Auferstehens - 564 798791 498

Diese Methode ist im Bezug auf die Pflanze Algen dadurch gekennzeichnet, dass Sie den Auferstandenen so wahrnehmen, als ob er immer existiert hätte und dieselben Möglichkeiten des Nichtsterbens, die ein ewiges, gesundes und harmonisches Leben hat, besitzen würde. Dann wird das Treffen viel schneller stattfinden und noch mehr, das Treffen wird auf jeden Fall auf dem Niveau der physischen Realität, und nicht nur im Gedankensystem, stattfinden.

Die Methode der Verjüngung - 489517 219 647

In diesem Fall überschneidet sich die Methode der Verjüngung mit der Methode des Nichtsterbens an der Stelle, an der die Information, die der Verjüngung entspricht, ein Element des Nichtsterbens ist, da der Körper sich turnusmäßig verjüngen muss, um nicht zu sterben. Aus diesem Grund bildet sich diese Methode als eine Substruktur der Methode des Nichtsterbens auf und kennzeichnet sich durch die Tendenz zu der Verjüngung mit dem Ziel, nicht zu sterben.

Die Methode der Regenerierung des Körpers - 398 471 219 894

Diese Methode ist dadurch gekennzeichnet, dass Sie Ihren Körper als eine Struktur, die sich im Bezug auf eventuelle Schäden überhaupt nicht verändert, betrachten. Versuchen Sie, sich daran zu gewöhnen. Das Gewöhnen an Ihren statischen gesunden Zustand ist der Sinn dieser Methode. Dabei müssen Sie sich an das Niveau eines normalen Tagesablaufs gewöhnen. So wie es normalerweise in Ihrem Alltag läuft, wenn Sie sich an etwas gewöhnen müssen.

Die Methode des ewigen, gesunden und harmonischen Lebens - 496 891 798 495

Diese Methode ist dadurch bestimmt, dass Sie das gesunde und harmonische, das ewige Leben als das Wesen Ihres „ich" wahrnehmen. Sie halten sich für ursprünglich ewig und nicht nur weil Sie zum Beispiel durch verschiedene Übungen das ewige Leben erreichen oder eine Garantie dafür bekommen haben, sondern auch weil Sie wirklich ein ewiger Mensch sind, und dies muss nicht bewiesen werden, das ist ein Grundsatz.

Alisma plantago – ALISMA PODOROTSCHNIKOVA - 319 478 219 612 814

Bei der Arbeit mit dieser Methode müssen Sie Ton, Form und Farbe so kombinieren, dass Sie die Realisation des ewigen, gesunden und harmonischen Lebens für sich selbst und gleichzeitig für alle anderen erreichen.

Die Methode des Nichtsterbens - 249 718218 41

Bei dieser Methode müssen Sie sich selbst von der Seite so sehen können, dass Sie Ihr Bild aus der Sicht entfernter zeitlicher Elemente kontrollieren können. Sie sehen sich auf die beschriebene Weise, Sie wünschen sich wohltuende Umstände, die alle in das Nichtsterben übergehen – Nichtsterben für Sie und alle anderen.

Die **Methode des Auferstehens - 498 217318 484**.

Diese Methode ist dadurch gekennzeichnet, dass Sie den Auferstandenen als einen Menschen, der keinen Fakt des Nichtsterbens hatte, betrachten. Mit anderen Worten, Sie nehmen einfach dieses Element von diesem Menschen weg und führen es aus diesem Menschen aus durch spezielle Übungen, Handlungen, durch Anwendung dieser Zahlenreihe, die dieser Methode entspricht. Dabei können Sie diese Zahlenreihe, die die Entfernung der Information übers Sterben für den Auferstandenen beschleunigt, als eine Kombination aus folgenden Zahlen betrachten -

389 648 471 - und sie in der silbernen Farbe wahrnehmen.

Die **Methode der Verjüngung - 218 647 298471**

Diese Methode ist dadurch gekennzeichnet, dass wenn Sie die Jugend als eine stabile Struktur der Welt betrachten, Sie sich auf eine bestimmte Weise bemühen müssen, um das Jungsein zu erreichen. Wenn Sie aber die Jugend als eine dynamische Struktur der Welt betrachten, können Sie sehen, dass die Jugend sich zusammen mit der ganzen Welt entwickelt. Es ist möglich, dass wenn eine Pflanze, die von einem Platz zu einem anderen mit der Erde zusammen übertragen wird, wird dadurch gleichzeitig alles, was das Sicherstellen des Lebens für die Pflanze betrifft, übertragen. Analog dazu kann sich Ihre Jugend zusammen mit der ganzen Information nach vorne bewegen, da das Licht der Ereignisse der Jugend bestehen bleibt. Und Sie bekommen als eine Reaktion darauf die Verjüngung und nehmen im Grunde genommen, Ihre sich entwickelnde Jugend wahr.

Die **Methode der Regenerierung des Körpers - 498 371 894519641.**
Diese Methode besteht daraus, dass Sie diese Zahlenreihe als eine Reihe, die für Sie die Information rings um Sie herum managt, zum Beispiel Luft oder Umwelt. Und wenn Sie den Aufbau des äußeren Systems den Normen des ewigen Lebens entsprechend betrachten, sogar wenn es Luft um Ihr linkes Bein herum ist, verbreitet sich das Ergebnis umgehend auf den ganzen Körper. Der Sinn dieser Methode liegt darin, dass Sie jedes beliebige Element der Realität, das sich um Sie herum oder weit von Ihnen entfernt erscheint, als ein System der Einordnung Ihrer Gesundheit oder der Gesundheit eines anderen Menschen betrachten.

Die **Methode des ewigen, gesunden und harmonischen Lebens - 498 714219 891**
Diese Methode ist dadurch gekennzeichnet, dass Sie das ewige Leben als ein klares, bestimmtes Leben sehen - wie es normalerweise auf der physischen Ebene geschieht - das sich auf einer bestimmten Entfernung von Ihnen befindet. Als ob Sie hinter den Horizont gucken und sehen, was da passiert. So ein Prinzip natürlicher Wahrnehmung macht es möglich, durch die Zahlenreihe 49131847937 alle Details dieser Wahrnehmung deutlicher zu sehen, so als ob Sie durch ein Fernglas gucken und ein ewiges Leben ganz klar sehen.

Allium ascalonicum - SCHALOTTEN - 498 371 491 864 217

Die **Methode des Nichtsterbens** - 219 848217 491

In dieser Methode stellt das Nichtsterben kein Selbstziel dar, da Sie aus dem Blickwinkel der universellen Idee des Schöpfers sowieso nicht sterben, dabei führen keinerlei Umstände zu einem Niveau, auf dem das Nichtsterben auf eine Weise verringert wird.

Die **Methode des Auferstehens** - 491 317284 641

Hier können Sie die Struktur der Außenwelt als einen unendlich von Ihrem Bewusstsein entfernten Punkt betrachten. Daraus ergibt sich, dass Sie nur ein Signal empfangen, das aus dieser Welt Ihr Bewusstsein erreicht, das reicht aber aus, um das Auferstehen zu erreichen.

Die **Methode der Verjüngung** - 648 741219 485 61

In diesem Fall ist die Methode dadurch gekennzeichnet, dass wenn Sie sich die Sonne zum Beispiel aus der inneren Seite heraus vorstellen und die mit Pflanzen verbundenen Prozesse betrachten – zum Beispiel den Prozess der Photosynthese, der der Sonne erlaubt, das Leben auf der Erde zu organisieren – können Sie eine innere Verbindung feststellen, die bezeugt, dass ähnliche Prozesse auch in anderen Räumen, in einer anderen Galaxie oder einem anderen Universum stattfinden können. Von dieser Verallgemeinerung ausgehend, können Sie sehen, dass Sie allein deswegen jung sind, weil es eine große Menge Entwicklungsvarianten gibt, und aus jedem von ihnen können Sie an jedem Ort der Welt, in jedem Universum, in jeder Galaxie durch das Bewusstsein die für Sie nützliche Informationen rausholen, allein dadurch, dass Sie sich auf die Information konzentrieren, die dem Bereich entspricht, der sich im Inneren der Sonne befindet.

Die Methode der Regenerierung - 498 647319 218.

In diesem Fall können Sie Ihren Körper dadurch regenerieren, dass während Sie einen Prozess in Ihrem Körper betrachten, zum Beispiel das Wachstum eines Nagels auf dem Kleinfinger Ihrer rechten Hand, fangen Sie an zu verstehen, dass die Regenerierungskräfte, die Ihren Körper auf Grund bestimmter Entwicklung Ihres Körpers kennzeichnen, so sind, dass sie selbst Ihren Körper regenerieren können. Mit anderen Worten, der Nagel auf dem Kleinfinger Ihrer linken Hand wächst nicht nur weil Sie ständig durch das Bewusstsein dieses Wachstum aktivieren, sondern weil er von Natur aus wächst. Und hier dadurch, dass Sie sich auf die innere Natur des Körpers, auf die inneren Regenerierungskräfte verlassen, können Sie Ihren Körper regenerieren.

Die Methode des ewigen, gesunden und harmonischen Lebens - 498 618319 814

In dieser Methode können Sie Ihr eigenes ewiges, gesundes und harmonisches Leben nicht nur mit den Gedanken verbinden, sondern auch damit, dass es bestimmte äußere Kräfte gibt, die auch mitwirken. Und Sie müssen die Wirkung dieser Kräfte richtig aufnehmen, um dadurch ein ewiges, gesundes, und harmonisches Leben sicherzustellen.

Allium fistulosum - ZWIEBEL-TUBE - 519 617 891 492 814
Die **Methode des Nichtsterbens** - 219 674894 217

In diesem Fall ist die Methode dadurch gekennzeichnet, dass Sie das Licht als ein System betrachten, das als ein Element der physischen Welt, aber gleichzeitig als das Licht, das Sie in Ihrem Bewusstsein sehen können, zum Vorschein kommen kann. Und die Überschneidung des äußeren physischen Lichts mit dem Licht Ihres Bewusstseins sendet Ihnen den Impuls des Nichtsterbens, der sich unendlich in der Welt verbreitet und Sie gleichzeitig berührt und Ihnen eine Garantie dafür gibt, dass Sie nicht sterben. Somit werden auch die anderen nicht sterben. Gleichzeitig schieben Sie, so zu sagen, dieses System der Realität in die Information des Kollektivbewusstseins ein und dabei verstehen Sie, dass es so bleibt, ohne dass Sie etwas unternehmen müssen. Dieser psychologische Zustand garantiert Ihnen das Nichtsterben. Die Genauigkeit der Wahl der Steuerung wird in diesem Fall ausgerechnet durch die Steuerungspsychologie bestimmt, wenn Sie Ihre Handlungen so korrelieren können, dass das Nichtsterben sowohl ein Teil Ihrer Handlungen als auch der Fakt, dass Sie das Nichtsterben unabhängig von Ihren Handlungen erreicht haben, darstellt.

Die **Methode des Auferstehens** – 519478319411

Diese Methode kennzeichnet durch die gegebene Zahlenreihe nicht nur Sie, wenn Sie in die Richtung des Auferstehens handeln. Das Licht, das durch diese Zahlenreihe realisiert wird, wird als ein reales System des Auferstehens von anderen Lebewesen, inklusive

Hunde usw. die sich um Sie herum befinden, wahrgenommen. Alle anderen fangen an, mit Ihnen synchron zu handeln. Alle Lebewesen fangen an, Ihnen zu helfen bis Sie ein Ergebnis erzielt haben.

Die **Methode der Verjüngung - 594318 719 841**

Für die Realisation dieser Methode können Sie diese Zahlenreihe einfach gedanklich aussprechen, und auf dem Bewusstseinsniveau zuhören, und die Vibrationen, die von dieser Reihe zu Ihrem Bewusstsein, zu der inneren Sphäre kommen, garantieren Ihnen die Verjüngung. Bei der richtigen Anwendung dieser Methode kann man sich sehr erfolgreich und für eine längere Zeit verjüngen.

Die **Methode der Regenerierung - 384581219478**.

Der Sinn dieser Methode liegt in diesem Fall darin, dass Sie so zu sagen gedanklich die Zahlen dieser Zahlenreihe lesen, aber auf dem Bewusstseinsniveau machen Sie es nicht. Hier ist es sehr wichtig zu sehen, dass der Begriff „so zu sagen lesen" eine Handlung Ihres Geistes bezeichnet, die mit der Handlung Ihrer Seele kombiniert ist, wobei das Bewusstsein darauf gerichtet ist, diese Zahlenreihe nicht aufzunehmen. Und so eine Zusammenarbeit – bestimmt, dynamisch, fein, genau, leuchtend – Ihres Bewusstseins mit Ihrem Geist beweist, dass alle Ihre Systeme auf das Auferstehen gerichtet sind. Auf diese Weise können Sie sich selbst oder einen anderen auferstehen lassen.

Die Methode des ewigen, gesunden und harmonischen Lebens. Hier muss man folgenden Moment betrachten: es gibt offensichtlich, in der Natur der Realität, in der ganzen Welt Subjekte und Objekte, die das ewige, gesunde und harmonische Leben erreicht haben. Um von Ihnen die Information als ein Beispiel dessen, das das ewige, gesunde und harmonische Leben existiert, zu bekommen, muss man folgende Zahlenreihe anwenden - 314 819 218.

Allium odorum - KNOLLENZWIEBEL - 514 217 298 491 481
Die **Methode des Nichtsterbens - 498516 719 81**
In diesem Fall wird die Methode des Nichtsterbens durch das Betrachten einer bestimmten Weltstruktur realisiert, wenn Ihr Bewusstsein, indem es die Methodologie des Nichtssterbens speichert, sich umso schneller entwickelt, desto mehr Sie von dieser Information gespeichert haben. Mit anderen Worten, das Erlernen und Beherrschen von mehreren Methoden des Nichtsterbens stellt für Sie eine mehrfache Garantie dafür dar, dass Sie nicht sterben.

Die **Methode des Auferstehens - 518 497 298 491**
In dieser Methode betrachten Sie das Auferstehen als eine von Ihrem Bewusstsein entfernte Weltstruktur, die aber in einem ursprünglichen Impuls der Wahrnehmung existiert. Diesen Impuls kann man als Auferstehen nebenbei bezeichnen. Ein Impuls Ihres Bewusstseins – sogar kein konzentrierter - würde reichen, damit das Auferstehen geschieht.

Die **Methode der Verjüngung - 498 647218 491**
Diese Methode wird dadurch realisiert, dass die für die Steuerung charakteristische Kennzeichen, die durch die Konzentration Ihres Bewusstseins erschaffen werden, in diesem Fall mit hoher

Geschwindigkeit realisiert werden, das heißt, Sie beschleunigen absichtlich die Steuerung durch die Steuerung, sagen wir, der Zahlenreihe **549 641218**, und diese gestiegene Geschwindigkeit der Steuerungssysteme erlaubt Ihnen, Ihre Jugend aufrecht zu erhalten.

Die **Methode der Regenerierung des Körpers - 498 713 894 894**
Hier kann man bestimmte Übungen des wiederkehrenden oder zusätzlichen Impulses anwenden, um die Regenerierung des Körpers sicher zu stellen. Das bedeutet, dass der Impuls, der einmal auf die Regenerierung gerichtet war, durch seine erweiterte Handlung verstärkt werden kann, dabei bleibt die ursprüngliche Form bestehen.

Die **Methode des ewigen, gesunden und harmonischen Lebens - 724 678 219 49871**
In diesem Fall liegt ab diesem Moment angefangen die Methode des ewigen, gesunden und harmonischen Lebens darin, dass wenn Sie die Elemente einer entfernten und einer inneren Realität im Bezug auf Ihr Bewusstsein betrachten, sehen Sie, dass die äußere Realität, die sich aus einem bestimmten Informationsbereich transformiert, in die innere Realität hinein kommt – das, was sich in der Seele des Menschen befindet – und ihre Form durch die Selbstwiderspiegelung verändert. Das heißt, Sie bekommen durch die Veränderung äußerer Systeme, äußerer Welt ein ewiges, gesundes und harmonisches Leben. Aber Sie beobachten die Veränderung der äußeren Welt jeden Tag. Jedes Geschehen, das

Sie wahrnehmen, stellt unter anderem die Veränderung der äußeren Welt dar. Daraus folgt, dass Sie sich durch so eine Einstellung ein ewiges, gesundes und harmonisches Leben sicherstellen, unter der Voraussetzung, dass Sie diese Methode nicht allein anwenden, sondern diese direkt an alle anderen Menschen vermitteln.

Allium sativum – KNOBLAUCH - 214 893 518 617 881
Der Knoblauch ist bei der Steuerung durch die Eigenschaften gekennzeichnet, die das Wesen der Pflanze selbst darstellen und auf das Sicherstellen des ewigen Lebens gerichtet sind. Das Kollektivbewusstsein besitzt die Information über den Knoblauch wie über ein gesundes Produkt. Die gesunden Eigenschaften kann man durch die Steuerung unendlich verbreiten und dadurch die Realisation der ewigen Entwicklung, des ewigen Lebens in der Struktur der ewigen Entwicklung bekommen, da das System des ewigen Lebens an sich als ein System, das ein biologisch ewiges Leben organisiert, existiert. Und die ewige Entwicklung setzt voraus, dass sich die ewig Lebenden immer weiter entwickeln. Dabei beinhaltet die ewige Entwicklung den Begriff des ewigen Lebens.

Die Methode des Nichtsterbens - 641 718 9
Diese Methode wird durch die Konzentration darauf realisiert, dass wenn man zum Beispiel eine Weile den Knoblauch einfach anschaut, man bestimmte Impulse des ewigen Lebens sehen kann, die so zu sagen in den Knoblauch eingelegt worden sind, und wenn

man diese Methode des Beobachtens auf andere Pflanzen und Systeme überträgt, kann man das Nichtsterben realisieren.

Die **Methode des Auferstehens - 619 718519 498517**

Bei der Realisation dieser Methode im Bezug auf den Knoblauch kann man die Information des Knoblauchs anwenden, um Hindernisse für das Auferstehen zu verringern.

Die **Methode der Verjüngung - 719 647518 498**

Diese Methode wird realisiert, wenn wir die Pflanze Knoblauch auf die Weise beobachten, auf die wir durch bestimmte ätherische Ausflusse aus dem Knoblauch, die wir durch unsere Geruchsorgane wahrnehmen können, in der Geruchsstruktur eine bestimmte Ebene der Selbstentwicklung des Körpers in Richtung Jugend sehen können. Der Effekt auf einem bestimmten Niveau genetischer Entwicklung des Körpers in Richtung Jugend. Man muss versuchen, diesem Prozess mehr Energie zu zuweisen, dann wird die Verjüngung durch den Körper selbst, durch die inneren Ressourcen geschehen.

Die **Methode Der Regenerierung des Körpers - 498781519 49**.

Man kann den Körper durch die Anwendung der Information des Knoblauchs regenerieren, indem man sich gedanklich den Knoblauch im Kopfbereich vorstellt; und den Geruch des Knoblauchs nicht durch die Geruchsorgane wahrnimmt, sondern sich an den Geruch des Knoblauchs so zu sagen erinnert. Das regenerierende Gedächtnis regeneriert auch den Körper. In diesem Fall wirkt die Information des Kollektivbewusstseins über die gesunden Eigenschaften des Knoblauchs.

Die **Methode des ewigen, gesunden und harmonischen Lebens - 598 641219718**.

Diese Methode wird hier auf die Weise realisiert, dass sich die allgemeine Harmonie im Bezug auf den Zusammenhang zwischen allen Ereignissen der Welt in Richtung der ewigen Entwicklung verbreitet. Das heißt, dass die Harmonie verbreitet werden kann – so kann man diese Methode beschreiben. Und der Mensch erreicht das ewige, gesunde und harmonische Leben, indem er diese Methode wahrnimmt.

Allium scordoprasum – SCHNITTLAUCH - 491 817 894 617 891
Die **Methode des Nichtsterbens - 671 498 497**

Diese Methode wird dadurch realisiert, dass Sie die von Ihnen entfernte Realität durch Ihr Bewusstsein wahrnehmen und verschiedene Elemente der Realität ruhig variieren, als ob Sie die ganze Situation im Voraus überspielen. Und dadurch, dass Sie dynamisch handeln, wird das Nichtsterben durch die Elemente dieser Dynamik sichergestellt.

Die **Methode des Auferstehens - 648517219498**.

Hier muss man das Auferstehen als ein Prozess betrachten, der für die ganze Gesellschaft, für alle Lebewesen von Nutzen ist und dann kann man verschiedene Prozesse der Regeneration betrachten. Zum Beispiel wie es bei manchen Eidechsen geschieht. Daraus ergibt sich, dass man die Eigenschaften der Regeneration, des Wiederaufbaus unendlich verbreiten muss, und auf der Grundlage dessen verstehen soll, dass die Regeneration nicht nur aus dem biologischen System möglich ist, sondern auch aus jedem beliebigen Punkt des Raums.

Die **Methode der Verjüngung – 648724319517**

Die **Methode der Regenerierung des Körpers - 628574289391**

In dieser Methode kann man den Körper dadurch regenerieren, dass man sich an die Meinung hält, dass der Körper an sich das Wissen darüber besitzt, was Sie in Zukunft auf dem Niveau Ihres Bewusstseins tun werden.

Mit anderen Worten – das Phänomen des Wissens, was in Ihrem Körper im Bezug auf Ihre Handlungen eingeprägt ist. Und dann synchronisieren Sie Ihre Handlungen mit dem Wissen Ihres Körpers.

Die **Methode des ewigen, gesunden und harmonischen Lebens - 49871481**

Die Methode wird durch die Konzentration auf den Wasserspiegel realisiert. Sie stellen sich vor, dass Wasser die Pflanze ernährt und dadurch das Leben entsteht. Analog dazu verstehen Sie, dass das Leben ewig ist, und verbreiten diese Beobachtung auf die unendliche Realität, unter anderem auch auf sich selbst und alle anderen Menschen.

Alliaria wasahi – KNOBLAUCHKRÖTE - 318 419 854 671 814

Wenn Sie auf dem Niveau des Bewusstseins mit dieser Pflanze arbeiten, müssen Sie das Prinzip der Realisation einer bestimmten

Art des Bewusstseins in der Pflanze betrachten. Nachdem Sie dieses Prinzip auf alle Erscheinungen der Realität verbreiten, verstehen Sie zugleich, dass alles was zu den Lebewesen gehört, eine bestimmte Sphäre der Verallgemeinerung besitzt. Alle Lebewesen befinden sich aus der Sicht des Bewusstseins gesehen in einer bestimmten, absolut konkreten Sphäre, die sich eigentlich weit vom Menschen entfernt befindet. Und wenn Sie sich dieser Sphäre nähern, erreichen Sie in vielen Bereichen das absolute Nichtsterben, da Sie eine große Menge Leben sehen. Daraus folgend wird die Methode des Nichtsterbens unter der Anwendung folgender Zahlen – **49138954749**, die den Effekt von dieser großen Menge Leben verstärken – dadurch realisiert, dass bereits eine einzige Lebensäußerung in Form von Ihrer Person das Nichtsterben garantiert – Ihnen und auch allen anderen Menschen. Eine logische geistige Verbindung in der Steuerung des Nichtsterbens.

Die **Methode des Auferstehens - 491384519 471**

Diese Methode wird unter der Anwendung der der Pflanze Knoblauchkröte entsprechenden Information dadurch realisiert, dass Sie den Auferstandenen als einen in einem bestimmtem Zeitabschnitt lebenden Menschen betrachten, und diesen Zeitabschnitt bis zur Unendlichkeit erweitern.

Die **Methode der Verjüngung - 481 674 219718**

Diese Methode ist in diesem Fall unter der Anwendung der der Pflanze Knoblauchkröte entsprechenden Information dadurch gekennzeichnet, dass Sie die Jugend als die Wellen betrachten, die periodenweise das ein oder andere Körperteil berühren. Zum Beispiel, wenn die Jugend Ihre Hand oder sagen wir Haut berührt hat, nimmt sie diese Körperteile in Besitz. Dann liegt Ihre Aufgabe darin, einfach diese konzentrierte Jugend auf den ganzen Körper zu verbreiten.

Die Methode der Regenerierung des Körpers - 498741218519
Diese Methode wird durch das System vieler Elemente der gleichzeitigen Konzentration realisiert. Sie versuchen sich gleichzeitig auf viele Elemente der Außenrealität zu konzentrieren und so zu sagen aus jedem Element regenerierende Eigenschaften an sich ziehen, die Ihren Körper und die Körper der Menschen, im Bezug auf die Sie diese Methode anwenden, wiederaufbauen. Dabei kann diese Methode für die Regenerierung aller Menschen angewendet werden. Sie müssen sich nur so ein Ziel setzen und können dann diese Methode auf alle Menschen verbreiten. Die allgemeine Verbesserung der Gesundheit aller Menschen stellt eines der Elemente der ewigen Entwicklung dar.

Die Methode des ewigen, gesunden und harmonischen Lebens - 648391598749
Diese Methode ist unter der Beobachtung der Pflanze Knoblauchkröte dadurch bestimmt, dass Sie Ihr ewiges, gesundes und harmonisches Leben nicht nur dadurch sehen können, dass Sie die gegebene Realität durch Ihr Bewusstsein wahrnehmen, sondern auch dadurch, dass diese Realität von den anderen durch Ihre Wahrnehmung objektiv gesehen wird. Es reicht Ihnen zu versuchen

das, was die anderen sehen, sehen zu können, um sich ein ewiges, gesundes und harmonisches Leben sicher zu stellen.

Alocasia machroriza – ALOCASIA – 498 719 649 712 894
Die **Methode des Nichtsterbens** - 698 712 819498517
Diese Methode wird in der Struktur der gemeinsamen ewigen Entwicklung realisiert, und in jedem Element dieser Entwicklung kann man die Konzentration der Information sehen, die diese Methode kennzeichnet. Das heißt Sie schließen sich so zu sagen durch Ihr inneres Niveau – das Niveau Ihres Bewusstseins – an diese Systeme der gemeinsamen ewigen Entwicklung an.
Die **Methode des Auferstehens** - 619 917218 497
Diese Methode wird durch die Richtung der Anwendung von Pflanzen und Farbenformen gekennzeichnet. Hier kann man diese Steuerung auf folgende Art betrachten: es gibt eine Farbe, zum Beispiel eine weiße, aber es gibt auch noch die Form dieser Farbe – auf der Informationsebene. Die Kombination der Farbe mit ihrer Form realisiert das Auferstehen. Man muss sich bloß Mühe machen, indem man so zu sagen innerhalb des Bewusstseins die beiden kombiniert, und zwar so, dass an der Stelle deren Überschneidung eine Wahrnehmung eines Feuerfunkens entsteht. Nach der durch das Bewusstsein wahrgenommenen Wärme kann man den Ort, in dem sich der Auferstandene befindet, bestimmen.
Die **Methode der Verjüngung** - 495684 319 718
Die Methode wird im System bestimmter Begriffskonstruktionen

realisiert, das heißt, dass aus der Sicht unendlicher Prozesse die Jugend eine unveränderliche Struktur ist. Deswegen muss man einfach diese Strukturen in seinem Bewusstsein vereinen.

Die **Methode der Regenerierung des Körpers - 694217289514**

Hier wird die Methode durch die Verbindung der von Ihnen unendlich entfernten Ereignisse mit den Ereignissen, die in der Gegenwart geschehen, realisiert. Die Entfernung auf dem unendlichen Niveau betrifft meistens die zukünftigen Ereignisse.

Die **Methode des ewigen, gesunden und harmonischen Lebens - 694217289514**

Aloe vulgaris - ALOENATÜRLICHE - 498 671 894 971 847

Die **Methode des Nichtsterbens - 648 713895 478**

Eine Begriffskonstruktion, die dieser Methode entspricht, besteht daraus, dass Menschen verstehen sollen, dass das was zu ihnen auf dem Bewusstseinsniveau in Form der Gedanken oder einer bestimmten Handlungsebene kommt, nicht nur das ist, was sie im Augenblick wahrnehmen, sondern auch das, was früher akkumuliert wurde, ist. Das bedeutet, dass sich hinter jedem Gedanken, hinter jedem Element der Wahrnehmung etwas Älteres verbirgt. Wenn Sie sich vorstellen, dass die Information, die von Menschen wahrgenommen wird, eine Schicht der früheren Information beinhaltet, und zu dieser früheren aus der Sicht der Steuerung aller Prozesse - unter anderem auch von den zukünftigen und von der späteren zeitlich gesehen - Zeitschicht, Informationsschicht übergehen, bekommen die Menschen das Nichtsterben.

Die **Methode des Auferstehens - 648 712 81947128**

Diese Methode wird in diesem Fall dadurch realisiert, dass das Auferstehen als ein Prozess des Selbstwiederaufbaus der Welt betrachtet wird. So wie Pflanzen wachsen und so wie sich alle Erscheinungen der Realität erneuern, so ersteht der Auferstandene auf eine natürliche weise auf.

Die **Methode der Verjüngung - 491 378849 471**

Hier wird die Verjüngung als ein System, das alle Erscheinungen der Realität und eine lokale Erscheinung erfasst, betrachtet. Dabei fokussieren sich alle Erscheinungen der Realität auf die lokale Erscheinung, sie projizieren sich und daraus ergibt sich, analog dazu, dass eine Pflanze ein paar Sonnenstrahlen treffen können, eine lokale Erscheinung von der Optik aller anderen Erscheinungen getroffen werden kann. Daraus kann man schließen, dass auch von denen, die sich innerhalb der Erscheinung selbst befinden. Das ist ein geschlossenes System, das von der Zeit isoliert ist, was die Verjüngung sicherstellt.

Die **Methode der Regenerierung des Körpers - 519 647 918 814**

Diese Methode realisiert das System der ewigen Entwicklung so, dass die Möglichkeit der Regenerierung des Körpers in jedem beliebigen Zeitpunkt unabhängig von allen Umständen das Element der ewigen Entwicklung darstellt.

Die **Methode des ewigen, gesunden und harmonischen Lebens - 619 218378 471**

Diese Methode wird relativ schnell realisiert, das heißt, mit einer bestimmten Beschleunigung, wenn man das ewige, gesunde und harmonische Leben nicht nur als eine Statik, die nach dem Erreichen der Methoden des ewigen Lebens von keinen Umständen abhängig ist, sondern gleichzeitig das ewige, gesunde und harmonische Leben als ein System, das von den laufenden Umständen abhängig ist, betrachtet. Dann wird das Verstehen dieser inneren Verbindungen zwischen dem gesicherten ewigen Leben und dem, was jetzt zu tun ist, um durch diese Information auf dem Steuerungsniveau das ewige Leben zu realisieren, es möglich machen, diese Methode zu realisieren.

Alpinia globosum – GALANGOV WURZEL – 219 491 718 491 219
Die **Methode des Nichtsterbens – 519 647218514**
Die **Methode des Auferstehens – 647 891319 478**
In diesem Fall überschneiden sich die Methode des Auferstehens und des Nichtsterbens an der Stelle der Behauptung dessen, dass das Sterben keinen Sinn hat, da es das Auferstehen gibt.
Die **Methode der Verjüngung - 594 793198 841**
In diesem Fall überschneidet sich die Methode der Verjüngung mit der Methode des Auferstehens in dem Sinne, dass das Wesen der Verjüngung ein System der Zeitsteuerung ist. Und wenn man die Verfahren, die aus der Sicht der Verjüngung entwickelt worden sind, auf die Zeitsteuerung verbreitet, erweist sich der Mensch als lebend, und zwar jeder Mensch.

Die **Methode der Regenerierung des Körpers** - 498 317519 641

Die **Methode des ewigen, gesunden und harmonischen Lebens** - 319 621798 471

Hier geschieht das Sicherstellen des ewigen, gesunden und harmonischen Lebens dadurch, dass wenn Sie alle Erscheinungen der Welt als die Erscheinungen, die man verstehen oder mindestens wahrnehmen kann, betrachten, betrachten Sie natürlich gleichzeitig die allgemeine Harmonie, die innerhalb aller Prozesse des Weltaufbaus untergründig existiert. Sonst hätte die Welt mit großer Wahrscheinlichkeit anders ausgesehen. Diese Wahrnehmung der Substanz, die harmonisiert, stellt Ihr ewiges, gesundes und harmonisches Leben sicher.

Alpinia officinarum – GALANGIT WURZEL KLEIN – 491 681 294 641 718

Die **Methode des Nichtsterbens** – 319 497518 492 814

Die **Methode des Auferstehens** – 618 713894 917

Die **Methode der Verjüngung** – 648 712814 648517

In diesem Fall wird die Verjüngung als ein System der Selbstentwicklung des Menschen gesehen, das sich so realisiert, dass der Mensch sich nicht nur auf dem Niveau des Bewusstseins entwickelt und dann sein Bewusstsein als eine Steuerungsstruktur für die Verjüngung des Körpers überträgt, sondern auch so, dass gleichzeitig die Entwicklung des Bewusstseins und die Verjüngung geschehen. Mit anderen Worten geschieht die Verjüngung so zu sagen automatisch nur aus dem Grund, dass der Mensch in sich den Impuls der Verjüngung trägt.

Die **Methode der Regenerierung des Körpers** – 498 712519 648

Die **Methode des ewigen, gesunden und harmonischen Lebens** – 319 61

Althaea rosea – ALTHEE ROSE – 514 671 891 497 184

Die **Methode des Nichtsterbens** – 214 674819514821

In dieser Methode muss man das Nichtsterben als eine Willenskonstruktion einer Persönlichkeit betrachten. Man kann auf eine Weise den Willen stärken, sodass das Nichtsterben einfach nicht stattfindet.

Die **Methode des Auferstehens** - 4951318564 41

Die **Methode der Verjüngung** - 618 721594

In dieser Methode muss man betrachten, wie ein Körperteil das andere beeinflusst. Zum Beispiel das linke Ohr des Menschen und die innere Information des Leuchtens, das zum Beispiel die Wange trifft, betrachten. Daraus ergibt sich eine Zusammenarbeit bestimmter Elemente als solcher und zwar dadurch, dass diese sich in unmittelbarer Nähe von einander befinden; und auf Grund dessen geschieht die Verjüngung. Mit anderen Worten muss man die Prozesse der Kooperation bestimmter Gewebe des Körpers in Richtung der Verjüngung aktivieren.

Die **Methode der Regenerierung des Körpers** - 684 713 919854217

Die **Methode des ewigen, gesunden und harmonischen Lebens**

- 378   472919504

In dieser Methode kann man die Art Steuerung anwenden, die für einen Menschen am natürlichsten ist, wenn er ein ewiges, gesundes und harmonisches Leben wahrnimmt, da er dieses als eine für ihn positive und gute Information betrachtet. Dann kann man hier sehen, dass ausgerechnet die Wahrnehmung dieser positiven Welle der Zukunft die Realisation dieser Methode durch die angegebene Zahlenreihe bestimmt.

Amaranthus sp. – AMARANTH – 498 712 894 164 719
Bei der Realisation der Zahlensteuerung im Bezug auf diese Pflanze muss man folgenden Faktor betrachten: jede Zahl kann einem bestimmten Mechanismus des Wachstums und der Entwicklung der Pflanze entsprechen. In der angegebenen Zahlenreihe, die der Pflanze entspricht, kann man eine konkrete Zahl absondern, die in der Information der Ewigkeit der Pflanze entspricht. Analog dazu kann man aus jeder Zahlenreihe eine Zahl absondern, die der Ewigkeit des Menschen entspricht. Und dadurch, dass der Mensch diese Zahl wahrnimmt, erreicht er das Nichtsterben.

Die **Methode des Nichtsterbens - 298317498714**
Die **Methode des Auferstehens - 619**

In dieser Methode muss man eine Handlung ohne Zahl – nach ihrem Sinn – betrachten, das heißt die Steuerung durch die Zahl an sich soll so schnell ablaufend sein, dass die Methode einfach mehr durch den Steuerungszweck realisiert wird und die Zahl von der Handlung Ihres Bewusstseins und Geistes in Richtung des Auferstehens nicht ablenkt.

Die **Methode der Verjüngung - 218371 498548**

In dieser Methode wird die Verjüngung durch die Begriffe der abstrakten Realität realisiert, wenn der Mensch sich etwas Abstraktes vorstellt. Auf Grund dessen – das heißt auf Grund der Information, die der Mensch selbst zum Beispiel ausgedacht hat – empfängt er den Impuls der Verjüngung, dabei legt er in die abstrakte Konstruktion, die er auf dem Vorstellungsniveau wahrnimmt, einen Fakt ein und zwar, dass deren Ausstrahlung dem Menschen die Verjüngung sicherstellt.

Die **Methode der Regenerierung des Körpers – 648541298781**

Die **Methode des ewigen, gesunden und harmonischen Lebens - 294 715 898217**

In diesem Fall ist die Methode des ewigen, gesunden und harmonischen Lebens sowohl durch die Zahlenkonzentration bestimmt als auch dadurch, dass Sie das ewige, gesunde und harmonische Leben als das allen zugängliche System, das sogar durch eine situationsgerechte Reaktion erschlossen werden kann, wahrnehmen können. Mit anderen Worten, Sie betrachten das Erreichen des ewigen Lebens als eine unkomplizierte Handlung, die keine Anwendung der Willenskraft braucht.

Amber - BERNSTEIN - 498 671 894 672 728

Hier muss man in Betracht ziehen, dass es eine bestimmte Meinung gibt darüber, dass Bernstein von pflanzlicher Natur ist, dass er versteinertes Harz von ein paar Kieferarten ist. Daraus folgt, dass in diesem Fall die Steuerung, die dem Bernstein entspricht, einen bestimmten Übergang zwischen Pflanzen und anderen Arten der Umwelt möglich macht, dieser Übergang wird durch einen anderen Zustand und eine anderes Produkt der Pflanzentransformation gekennzeichnet. Und hier kann man einen wichtigen Moment der Realitätsprozesse erkennen. Wenn man in seinem Bewusstsein die Bereiche berücksichtigt, die erlauben, eine Erscheinung mit einem anderen auf logische oder praktische Weise - zum Beispiel durch Ereignisse wie im Fall mit dem Bernstein - zu verbinden, kann man eine bestimmte Harmonie des inneren Zustandes, der darauf basiert, dass logische verständliche Prozesse den Menschen stabil machen, erreichen.

In diesem Fall:

Die **Methode des Nichtsterbens hat folgendes Zahlensystem - 219571 298497198** und wird ausgerechnet dadurch gekennzeichnet, dass der Mensch das Nichtsterben als logisch, konform und natürlich betrachtet.

Die **Methode des Auferstehens - 594 671 894598 671 941**

Diese Methode ist unter anderem darauf basiert, dass wenn man eine Weile die Zahlenreihe liest, erreicht man in einem Moment einen Zustand des psychologischen Gleichgewichts, einen Zustand der Norm der Ereignisse, wenn die Zahlenreihen lang genug sind. Und diese Norm enthält unter anderem auch das, dass alle am Leben sind.

Die Methode der Verjüngung - 419 85147859461

In diesem Fall wird die Methode durch eine besondere Handlung des Bewusstseins gekennzeichnet, die wiederum dadurch gekennzeichnet wird, dass das Bewusstsein jede Form der Realität nachahmen kann, unter anderem auch zum Beispiel das Wachstum der Pflanzen oder das Verhalten einer dritten Umwelt. Im Bewusstsein werden nicht nur die mittelbaren verallgemeinerten oder unmittelbaren Informationen über die laufenden Prozesse widergespiegelt, sondern das Bewusstsein ist auch fähig, jede Realität genau wieder zu geben. Ausgerechnet diese Fähigkeit kann verwendet werden, um die Realität der Jugend für sich selbst und andere zu reproduzieren.

Die Methode der Regenerierung des Körpers - 319 498 654 917

In diesem Fall ist die Methode dadurch gekennzeichnet, dass Sie Ihren Körper durch eine große Menge der Außeninformationen regenerieren, das heißt Sie ziehen eine sehr große Menge positiver, regenerierender, informativer Systeme an, die Sie aus allgemeiner Sicht in der Realität beobachtet haben.

Die Methode des ewigen, gesunden und harmonischen Lebens - 498 371219 648 981.

Amomum amarum - KARDAMON SCHWARZ -
519 674 898 191 518
Die **Methode des Nichtsterbens – 319481514219**
Die **Methode des Auferstehens - 489713498517**
Die **Methode der Verjüngung - 491318519471**
Die **Methode der Regenerierung des Körpers - 514317819491**
In dieser Methode kann man eine zusätzliche Steuerung anwenden, im Bezug darauf, dass der Mensch die Struktur des Bewusstseins, die sich im Inneren der Pflanzenzelle befindet, betrachtet und durch die Steuerung dieses Bereiches die Steuerung der Regenerierung des Körpers erreicht.

Die **Methode des ewigen, gesunden und harmonischen Lebens - 498513 219481**.

In dieser Methode kann man die Struktur des ewigen, gesunden und harmonischen Lebens als ein System betrachten, das verschiedene Positionen der Information nach Eigenschaften dieser Information verbindet. Und wenn man die Projektion verschiedener Informationsquellen auf dem Erkennungsniveau betrachtet, kann man sehen, dass auf einem bestimmtem Wissensniveau jede Informationsquelle transformiert und zu einem gewünschten Ergebnis geführt werden kann. Also auch zu dem ewigen, gesunden und harmonischen Leben - zu der Realisierung dieses Ziels.

Amomum cardamomum – KARDAMON THAILAND –
518 491 217 498 514

Die **Methode des Nichtsterbens** - 218 419318

Die **Methode des Auferstehens** - 468 019 218

Die **Methode der Verjüngung** - 491 214 897 189

In dieser Methode kann man die Struktur der entfernten Information anwenden, die den Menschen von der Seite der Außenumwelt berührt, mit anderen Worten, man kann den entfernten Informationsbereich betrachten, der mit dem unendlichen Ereignisniveau aufgefüllt wird und den Menschen verjüngt, indem er seine Haut berührt.

Die **Methode der Regenerierung des Körpers - 349 817 218 419541**

In dieser Methode kann man die Steuerung so verstärken, dass die Information des Körpers als eine Struktur wahrgenommen wird, die Struktur, die sich mit bestimmten Zahlen überschneidet, die es in einer entsprechenden Reihe der Methode der Regenerierung des Körpers gibt. Und diese Überschneidung sendet einen bestimmten Impuls des Leuchtens, der eigentlich den Körper regeneriert.

Die **Methode des ewigen, gesunden und harmonischen Lebens - 498 718 14**

In dieser Methode kann man das ewige Leben als eine Substanz betrachten, die sich selbst auf dem Informationsniveau ununterbrochen regeneriert, und nachdem man den Bereich der Selbstregenerierung der Information erforscht hat, kann man das ewige, gesunde und harmonische Leben organisieren.

Amomum medium - KARDAMON MEDIUM - 519 487 218 417 514

Die **Methode des Nichtsterbens - 319 489 217**

In dieser Methode kann man die Information als eine Struktur, die sich selbst auf dem Zellenniveau organisiert, betrachten. Mit anderen Worten, die Information im eigenen Wahrnehmungsbereich nach den Systemen so genannter Zellen verteilen. Dabei können Sie sehen, dass wenn Sie anfangen, diese Zellen gedanklich zu bewegen, zwischen diesen Zellen bestimmte Verbindungen entstehen. Die Linien, die diese Zellen verbinden, zählen zu den Systemen des Nichtsterbens und stellen die eigentliche Struktur des Nichtsterbens dieses Prozesses dar. Wenn man diese verbindet, indem man sie auf eine bestimmte Weise verknüpft - so wie zum Beispiel Peitschen geflochten werden - kann man sehen, dass die Struktur des Nichtsterbens durch diese Handlungen größer wird. Und wenn Sie dieses System auf dem Steuerungsniveau wahrnehmen, sehen Sie, dass je mehr es solche Linien und verbundene Systeme gibt, desto mehr reserviert das System des Nichtsterbens ist.

Die **Methode des Auferstehens - 491 21**

In dieser Methode kann man das Prinzip der Berührung der Informationen, die dem Auferstandenen entsprechen, mit dem System der Fixierung der Pflanzen betrachten. Da es sehr viele Pflanzen einer Art auf dem Planeten gibt, entsteht eine verallgemeinerte Ebene, die ein konkretes System des Wachstums der gegebenen Pflanzenart betrifft, und man kann durch diese Information den Auferstandenen finden.

Die **Methode der Verjüngung – 49 218519 214**

Die **Methode der Regenerierung des Körpers** - 318 471289 478

Die **Methode des ewigen, gesunden und harmonischen Lebens** - 494 611891 218

In dieser Methode kann man die von dem Menschen entfernte Information als ein System, das versucht, den Menschen zu ergreifen, betrachten und gleichzeitig das Prinzip des ständigen Bestrebens der Information eines Bereichs nach der Information eines anderen Bereichs betrachten. Dann muss man in diesem Fall, eine Information so zu sagen verlangsamen können und die andere aktivieren können, damit sie den Menschen erreichen kann.

Amomum melegueta - KARDAMON PARADIESKÖRNER - 498 714 891 498 171

Die **Methode des Nichtsterbens** - 384 914891 471

Die **Methode des Auferstehens** - 893 314219 487

In dieser Methode muss man alle Erscheinungen der Welt als ein System betrachten, das sich im Endeffekt in das nächste System transformiert, man muss betrachten, wie Ereignisse in andere Ereignisse übergehen, wobei die Substanz der Ereignisse bestehen bleibt. Daraus folgend kann man sehen, dass der Auferstehende unter Nutzung dieser Wege in die Welt der physischen Realität zurückgehen kann.

Die **Methode der Verjüngung** - 491 218519 491

In dieser Methode kann man die ganze zukünftige Realität als ein System betrachten, das sich mit den Sphäroiden, die diese Realität organisieren, überschneidet. Das heißt, man muss die Zukunft nicht als ein System, das auf Grund der laufenden oder vergangenen Zeit organisiert ist, betrachten, sondern als ein System, das auf Grund zukünftiger Zeit organisiert ist. Dann ergibt sich in diesem Fall Folgendes: wenn Sie in den bestimmten Zeitpunkt der zukünftigen Zeit übergehen, können Sie sofort eine Steuerung schaffen, die es ermöglicht, das System der Steuerung so zu realisieren, dass Sie die Jugend in das System der Organisation zukünftiger Ereignisse einfügen können.

Die **Methode der Regenerierung des Körpers - 498 317 219471**
In dieser Methode wird der Körper als ein System betrachtet, das selbst in der Lage ist, eine negative oder positive Information zu empfangen und die negative abzuwenden. Wenn die Ressourcen des Körpers auf so einem niedrigen Niveau sind, dass der Körper ein Teil der negativen Information nicht abweisen kann, muss man das System der Selbstausbildung des Körpers einführen, das dem Körper ermöglicht, jede negative Information abzuweisen, dann wird sich der Körper regenerieren können.

Die **Methode des ewigen, gesunden und harmonischen Lebens - 419 217 218 18**
Diese Methode kann man aus der Sicht der Organisation der Zahlen, die dieser Methode entsprechen, betrachten. Mann kann das Informationssystem sehen, das diese Zahlen organisiert und dann kann man durch die Korrelation dieser Zahlen das ewige, gesunde und harmonische Leben organisieren.

Eben das System welches Sie zur gegebener Zeit korrelieren.

Amomum villosum - KARDAMON ZOTTELIG -
514 218 497 214 516
Die **Methode des Nichtsterbens** – 491 218317 28
Die **Methode des Auferstehens** – 491 478598 219648
Die **Methode der Verjüngung** – 394 271849 271
Die **Methode der Regenerierung des Körpers** – 549 364894 718
Die **Methode des ewigen, gesunden und harmonischen Lebens** – 498 641789 271

In dieser Methode kann man zukünftige Ereignisse als ein System betrachten, das sich gleichzeitig mit allen vergangenen Ereignissen überschneidet.

Und diese machtvolle Masse der vergangenen Ereignisse kann ausgerechnet das System bilden, mit dem Sie in der Gegenwart korrelieren. Auf dem Steuerungsniveau ähnelt dies dem Niveau, auf dem Sie die laufende Information ständig zum gewünschten Ort und gewünschten Punkt führen.

Amomum xanthoides - KARDAMON GELB -
519 248 714 217 491
Die **Methode des Nichtsterbens** – 641 218549317

In dieser Methode kann man das System des Nichtsterbens als ein System betrachten, das sich selbst auf dem Niveau der Wahrnehmung und der bestimmten intellektuellen Tätigkeit anderer

Lebewesen wiederaufbauen kann. In diesem Fall ist es genug, diesen Wiederaufbauprozess zu beobachten, um das Nichtsterben zu erreichen.

Die **Methode des Auferstehens - 471 218**

Die **Methode der Verjüngung - 78 472598 641**

Die **Methode der Regenerierung des Körpers - 641 274812 317**

Die **Methode des ewigen, gesunden und harmonische Lebens - 498 271 298 644**

In dieser Methode kann man die Entwicklungsstruktur so betrachten, dass alle zukünftigen Ereignisse als eine Variante des flachen Bereiches der Information zu sehen sind - der Information, die sich in einer Flächenform in Ihrer Wahrnehmung befindet. Und Sie können sehen, dass das Organisationsteil dieser Information räumlich ist und einer Sphäre oder anderen räumlichen Objekten ähnelt. Daraus ergibt sich, dass wenn Sie sich die Information ansehen, Sie nur ihr Projektionsteil sehen. Der Fakt, dass wenn Sie über die Fläche – genauer gesagt über ihr Projektionsteil – hinausgehen, in die Struktur der Organisation der Information in dem mehrdimensionalen Raum eintreten und so eine Dimension finden, die Ihnen das ewige, gesunde und harmonische Leben sicherstellt, stellt im Grunde genommen die Methode des ewigen, gesunden und harmonische Lebens dar.

Amygdalus communis -MANDELN Süß - 498 713 519 481 214

Die **Methode des Nichtsterbens - 314812894317**

Die Methode des Nichtsterbens ist dadurch gekennzeichnet, dass wenn Sie die Struktur der Pflanzen betrachten, die sich neben einer anderen Pflanze befinden, Sie den kombinierten Effekt beider Pflanzen, der das Kollektivbewusstsein auf der Ebene des Nichtsterbens beeinflusst, betrachten können und versuchen, die Ebene der Realisation dieses Effekts im Raum der Menschen zu erreichen und die Phase des Kollektivbewusstseins in die Richtung des Nichtsterbens zu steuern.

Die **Methode des Auferstehens – 491318549317**

In dieser Methode kann man das Auferstehen als ein System betrachten, das sich in einem recht gut etablierten ruhigen Steuerungssystem befindet. Und wenn Sie anfangen, durch die gegebene ruhige Ebene zu steuern, führt jede Variante einer scharfen schnellen Handlung zum Auferstehen. Diese Methode basiert darauf.

Die **Methode der Verjüngung - 128491489514**

Die **Methode der Regenerierung des Körpers - 648317219712**

Die **Methode des ewigen, gesunden und harmonischen Lebens - 894381219418**

Andropogon schoenanthus – BARTGRAS – 514 271 891 249 516

Die **Methode des Nichtsterbens - 319898519641**

Die **Methode des Auferstehens - 21949758**

Die **Methode der Verjüngung - 649148**

Die **Methode der Regenerierung des Körpers - 314517**

Die **Methode des ewigen, gesunden und harmonischen Lebens** - **819497**

Hier muss man den Fakt in Betracht ziehen, dass die Verstärkung in der Menge der Methoden – auf der Ebene der Verstärkung der Menge der Methoden – dazu führt, dass die Steuerung effektiver wird. Wenn man alle Methoden dieses Buches nacheinander liest, beschleunigt dies die Realisationsprozesse der gegebenen Methode und generell des ewigen, gesunden und harmonischen Lebens.

Anemarhena asphodeloides - ANIMARENA - 549 318 314 571 918

Die **Methode des Nichtsterbens** - **219341218**

Die **Methode des Auferstehens** - **498513 498**

In dieser Methode wird eine Leerstelle als ein System gekennzeichnet, durch das die innere Veränderung eines Objekts geschieht.

Die **Methode der Verjüngung** - **498531219471**

Die **Methode der Regenerierung des Körpers** - **641015 21948**

Die **Methode des ewigen, gesunden und harmonischen Lebens** - **493181497**

Anemone cernua - ANEMONE - Schlaf Gras - 513 471 216 891 549

Die **Methode des Nichtsterbens** - **649317218481**

Die **Methode des Auferstehens** - **349712894171**

Die **Methode der Verjüngung** - **485164518381**

Die **Methode der Regenerierung des Körpers - 68131938414**

Die Methode der Regenerierung des Körpers in diesem Fall verstärkt sich in der Realisierung, wenn Sie die individuellen Charakteristiken der Information, die den regenerierenden Prozessen entspricht, betrachten. Dann können Sie hier sehen, dass wenn es durch das Niveau der ewigen Entwicklung gesteuert wird, die Individualität der Information eine entscheidende Rolle spielt. Und durch die Erkennung des Merkmals der Individualität einer Information – das Unterscheidungsmerkmal dieser Information von einer anderen – kann der Körper an der gewünschten Stelle regeneriert werden.

Die **Methode des ewigen, gesunden und harmonischen Lebens - 319 21481941**

Angelica anomala – ENGELWURZ ATAPISCH – 549 481 217 519 491

Die **Methode des Nichtsterbens - 264017**

Die **Methode des Auferstehens - 49854131971**

Die **Methode der Verjüngung - 42856439818**

Die **Methode der Regenerierung des Körpers - 69831721458**

Die **Methode des ewigen, gesunden und harmonischen Lebens - 36849181971**

In dieser Methode kann man die Struktur der ewigen Entwicklung als zusammenhängende Prozesse betrachten, im Inneren eines jeden von ihnen es ein inneres Element gibt, das die lokale Ebene der ewigen Entwicklung bestimmt. Und wenn man durch die Kraft seines Bewusstseins diese Strukturen der Ewigkeit in die Richtung der generellen ewigen Entwicklung verbindet, erreicht man die ewige Entwicklung für alle.

Angelica decursiva - ENGELWURZ DECCURENT - 519 364 819 574 981
Die **Methode des Nichtsterbens – 498743**
In dieser Methode kann man das auf dem Wahrnehmungsniveau hoch frequente Ausstrahlungssystem des menschlichen Geistes bestimmen, das auf einer Entfernung vom menschlichen physischen Körper eine für den Menschen nützliche Substanz reproduziert. Diese Substanz informiert rechtzeitig den Menschen, sodass er keine Probleme im Bereich der Informationsbearbeitung bekommt, und bildet ihn zugleich auf dem Niveau des Erlernens der Methoden des Nichtsterbens aus. Mit anderen Worten geht es um eine abstrakte Information, die ermöglicht, das Nichtsterben zu realisieren.
Die **Methode des Auferstehens - 491218514918**
Die **Methode der Verjüngung - 49753159841**
Die **Methode der Regenerierung des Körpers - 64121451981**
Die **Methode des ewigen, gesunden und harmonischen Lebens - 318314216819**

Apium graveolens - SELLERIE - 514 812 318 417 819
Die **Methode des Nichtsterbens - 318471219 28**
Die **Methode des Auferstehens - 349813 49**

Die **Methode der Verjüngung - 648 19871947**

Die **Methode der Regenerierung des Körpers - 281314981217**

Die **Methode des ewigen, gesunden und harmonischen Lebens - 61831751941**

Die Methode des ewigen, gesunden und harmonischen Lebens wird dadurch gekennzeichnet, dass wenn Sie eine konkrete Pflanze betrachten, befindet sich das Kennzeichen des ewigen Lebens auf Ihrem ersten Niveau der Wahrnehmung. Wenn Sie dieses Niveau zu einem Niveau, das alle zukünftigen Ereignisse des Objekts erfasst, machen, erreichen Sie bereits durch diese Übung, diese Handlung das ewige, gesunde und harmonische Leben sowohl auf dem Niveau der Information als auch auf dem des Sicherstellens dieser Information.

Aplotaxis auriculata – APLOTACSIS – 519 314 819 712 819

Die **Methode des Nichtsterbens - 281494981**

Die **Methode des Auferstehens - 61851931941**

Die **Methode der Verjüngung - 81421789457**

Die **Methode der Regenerierung des Körpers - 47819391848**

Die **Methode des ewigen, gesunden und harmonischen Lebens - 69149859411**

In der Methode des ewigen, gesunden und harmonischen Lebens kann man die Struktur der ewigen Entwicklung so betrachten, dass die Ewigkeit so zu sagen in den Menschen hinein strömt; dabei kann man sehen, dass die Ewigkeit ein bestimmtes Wesen besitzt, das heißt die Ewigkeit als ein System, das einer bestimmten Vorstellung entspricht und die der Mensch sich in Form eines Informationsobjektes, das bestimmte Eigenschaften hat, vorstellen kann. Und wenn Sie anfangen, die Steuerung in die Richtung der Ewigkeitsebene zu entwickeln, treten Sie praktisch in ein bestimmtes Niveau des Kontaktes mit dieser Information ein; dabei ist es wünschenswert, dass diesem Kontakt unter anderem auch die Geistigkeit zugrunde liegt. Mit anderen Worten, man soll nicht nur die Information auf dem Bewusstseinsniveau aufnehmen und mit ihr arbeiten, sondern auch versuchen, die Zusammenarbeit mit der Information der Ewigkeit zu beleben.

Apocynum venetum - HUNDEKOHL - 598 137 498 814 214
Die **Methode des Nichtsterbens - 414851 319 71**
In dieser Methode muss man die Struktur der zukünftigen Welt so betrachten, dass eine Aufteilung der Weltstruktur stattfindet, der Struktur, die zu den Elementen gehört, die man „unbelebte Natur" nennt, das heißt die abgesonderte Information, die sich auf alle Lebewesen bezieht. Die Überschneidung dieser Makroobjekte der Information erschafft eine Handlung des Schöpfers. Das bedeutet, man kann sehen, wie der Schöpfer das ein oder andere organisiert. Durch die Beobachtung dieser Handlung kann man das Nichtsterben erreichen.
Die **Methode des Auferstehens - 491218514**
Die **Methode der Verjüngung - 8142175198**

Die **Methode der Regenerierung des Körpers** - 598 641798018

Die **Methode des ewigen, gesunden und harmonischen Lebens** - 49121728428

In dieser Methode ist es wünschenswert, das Steuerungssystem so zu zeigen, dass alle Erscheinungen der Welt auf der Aufgabe des Sicherstellens des ewigen, gesunden und harmonischen Lebens für jeden Menschen konzentriert sind. Und wenn Sie das bestimmte ideologische Prinzip der Informationsentwicklung sehen, das Prinzip, das ausgerechnet durch Ihre Gedanken entstanden ist, finden Sie sich selbst als eine Persönlichkeit in dieser Menge der Information und fangen an, dementsprechend ein ewiges, gesundes und harmonisches Leben für sich selbst und andere Menschen zu formen.

Aquilaria agallocha – TINTENFISCH ALOE – 549 712 814 918 517

Die **Methode des Nichtsterbens** - 218491318 9

Es ist bekannt, dass Aloe oft als Heilmittel verwendet wird, und von so einem verbreiteten Wissensniveau im Kollektivbewusstsein ausgehend, kann man diese Methode so realisieren, dass wenn man sich auf die Zahlen konzentriert, die der Pflanze Tintenfisch Aloe entsprechen, fördert sie die Phase des Kollektivbewusstseins das Nichtsterben und außerdem stellt sie das Nichtsterben sicher.

Die **Methode des Auferstehens** - 498317 491

Die **Methode der Verjüngung** - 814 912

Die **Methode der Regenerierung des Körpers** - 648197 98

Die Methode des ewigen, gesunden und harmonischen Lebens - 394 81

Hier kann die Methode des ewigen, gesunden und harmonischen Lebens nicht nur durch die Systeme des Bewusstseins des Menschen realisiert werden, sondern auch als eine bestimmte Substanz, die sich selbst von alleine entwickelt und oft in bestimmten Fällen vom Bewusstsein unabhängig ist. Wenn man diese Struktur der Welt betrachtet, kann man schneller das ewige, gesunde und harmonische Leben aus der Sicht des Sicherstellens dieser Prozesse erreichen.

Aralia cordata - ARALIE - 914 817 319 898 514

Die **Methode des Nichtsterbens - 217 498 917519**

Die **Methode des Auferstehens - 497 813498 21**

Die **Methode der Verjüngung – 398061 78**

Bei dieser Methode können Sie das Steuerungssystem anwenden, dass es möglich macht, die Information so zu transformieren, dass Sie die in die Zukunft entfernten - zeitlich gesehen - Ereignisse so betrachten, dass diese Ereignisse nicht nur auf die Information, zum Beispiel der laufenden Zeit, sondern auch auf die der vergangenen und zukünftigen Zeit projiziert werden. Und dann richten Sie diese Projektionen so aus, dass diese sich im Bewusstsein verbinden und Sie dadurch die entsprechende Steuerung bekommen.

Die **Methode der Regenerierung des Körpers - 514819319 498**

In dieser Methode können Sie die Information so betrachten, dass wenn Sie die ewige Entwicklung realisieren, das daraus entstehende Wissenssystem das aktuelle und zukünftige Wissen dabei berücksichtigt. Aber wenn man auf dem Bewusstseinsniveau das ganze Wissen, das den zukünftigen und aktuellen Prozessen entspricht, vereint und durch die Willenskraft betrachtet, was aus dieser Vereinigung wird, kann man weiteres Wissen bekommen. Es ergibt sich daraus, dass das Wissen auf folgende Weise zum Vorschein kommen kann: wenn man die Steuerung durch den Zugang zu dem Wissen auf Grund der Willenssteuerung entwickelt, kann man eine Steuerungsebene erreichen, die es ermöglicht, das Wissen praktisch bereits auf Grund der Systeme der Arbeit mit dem Bewusstsein zu reproduzieren.

Die **Methode des ewigen, gesunden und harmonischen Lebens - 491 918719 491**

Arctium lappa - KLETTE - 519 471 218 314 217
Die **Methode des Nichtsterbens - 648 713219 49**
Die **Methode des Auferstehens - 518 647289 719**
Die **Methode der Verjüngung - 684 27128148**
Die **Methode der Regenerierung des Körpers - 547 319819 47**
Die **Methode des ewigen, gesunden und harmonischen Lebens - 647 19481971**

Areca catechu - PALME BETELN - 314 813 219 479 816
Die **Methode des Nichtsterbens - 384219491**
Die **Methode des Auferstehens - 29 47128129**

Die **Methode der Verjüngung** - 47819431649

Die **Methode der Regenerierung des Körpers** - 28149581947

Die **Methode des ewigen, gesunden und harmonischen Lebens** - 37451489547

Argemone mexicana - MOHN STACHELIG - 918 514 319 417 218

Die **Methode des Nichtsterbens** - 284317 819 49

Die **Methode des Auferstehens** - 478531 31949

Die **Methode der Verjüngung** - 649712 21847

Die **Methode der Regenerierung des Körpers** - 641317 21847

Die **Methode des ewigen, gesunden und harmonischen Lebens** - 216 31831947

Diese Methode des ewigen, gesunden und harmonischen Lebens können Sie zusätzlich zu der Zahlenreihe so realisieren, dass wenn Sie die Information, die die zukünftigen Ereignisse deckt, betrachten, Sie sehen können, dass diese Information einer Seifenblase ähnelt. Und wenn Sie anfangen, die für Sie überflüssige Information zu umgehen, ist es wünschenswert dies auf die Weise zu tun, auf die diese feine Überdeckung der zukünftigen Ereignisse von der Bewegung unberührt bleibt. Mit anderen Worten müssen Sie sich im Steuerungsraum bewegen ohne die Struktur der für Sie notwendigen zukünftigen Ereignisse zu zerstören. In dieser Methode gibt es eine Verstärkung dieser Methode zusätzlich zu der Zahlenreihe.

Arisaema japonicum - ARUM GEAR -491 216 217 319 218

Die **Methode des Nichtsterbens** - 294 498 71

Die **Methode des Auferstehens** - 285 947 294714

Die **Methode der Verjüngung** - 314 81389451

Die **Methode der Regenerierung des Körpers** - 398 47129478

Die **Methode des ewigen, gesunden und harmonischen Lebens** - 314 397518 41

Arisaema thunbergii - ARUM THUNBERG - 491 217 984 218 317

Die **Methode des Nichtsterbens** - 478 497197

Die **Methode des Auferstehens** - 495 478318

Die **Methode der Verjüngung** - 849 641

Die **Methode der Regenerierung des Körpers** - 314 89749

Hier kann man noch die Eigenschaften, die die Pflanze Arum Thunberg von Natur aus hat, anwenden und bestimmte konkrete Prozesse im Körper verstärken mit dem Ziel, den Körper zu regenerieren.

Zum Beispiel für die Verbesserung des Stoffwechsels kann man folgende Reihe anwenden - **49851784**.

Für einen schleimlösenden oder harntreibenden Effekt in der **Methode der Regenerierung** kann man folgende Reihe anwenden: **4938948547**.

Bei Teillähmung wird folgende Reihe angewendet - **49139847**.

Bei Epilepsie – folgende Reihe - **89856479318**.

Bei Tumor, für die Regenerierung des Körpers - **4913183481**.

Bei Geschwüren folgende Reihe - **853219471**.

Für einen schmerzlindernden Effekt folgende Reihe - **853389647**.

Somit können die Eigenschaften, die diese Pflanze eigentlich von Natur aus hat, durch die Anwendung der Zahlenreihen verstärkt werden.

Die **Methode des ewigen, gesunden und harmonischen Lebens - 314218319714**.

Arisaema ringens - ARUM GEÖFFNET - 318 491 598 647 895

Die **Methode des Nichtsterbens - 319514814713**

In dieser Methode kann man das Steuerungssystem so betrachten, dass die Ebene des Nichtsterbens nicht nur durch die Willenskraft eines konkreten Menschen gebildet wird, sondern auch dadurch bestimmt werden kann, dass ein Lebewesen genau so ein Zielsystem hat. Also wenn man die Steuerung, die auf dem Zielsystem eines anderen Lebewesens basiert, einsetzt, geht diese Methode im Steuerungsbereich in so eine Methode der Zufallsprozesse über, bei der jeder Prozess ein System des Nichtsterbens sein kann.

Die **Methode des Auferstehens - 21491489731**

Die **Methode der Verjüngung - 497519491**

Die **Methode der Regenerierung des Körpers - 51489331947**

Die Methode der Regenerierung des Körpers kann durch die natürlichen Eigenschaften der Pflanze Arum Geöffnet verstärkt werden, somit kann man einen fiebersenkenden Effekt erreichen - durch die Anwendung folgender Zahlenreihe - **89131489547**.

Ein allgemein stärkender Effekt kann durch die Anwendung folgender Reihe erreicht werden - **319647318547**.

Die Methode des ewigen, gesunden und harmonischen Lebens - 894318316471

Aristolochia contorta (A. koempferi, A. recurvilabra) - KIRKAZONA -849 317 548 491 641

Die Methode des Nichtsterbens - 219784384316

Die Methode des Auferstehens - 494712814914

Die Methode der Verjüngung - 681217519318

Die Methode der Regenerierung des Körpers - 498061

Diese Methode kann realisiert werden unter Beachtung dessen, was die Pflanze von Natur aus hat. Und wenn man die Zellenstruktur von Früchten der Pflanze Kirkazona betrachtet, sieht man, dass diese Struktur einer menschlichen Lunge ähnelt. Daraus ergibt sich folgendes: nach dem Ähnlichkeitsprinzip kann diese Pflanze bei abstruktiven Lungenkrankheiten empfohlen werden.

Dafür kann folgende Zahlenreihe angewendet werden - **498 781219 748**.

Ebenso kann diese Reihe bei Hämorrhoiden mit zusätzlicher Zahlenreihe - **891 497319 64** - angewendet werden.

Bei Aszites – mit folgender Zahlenreihe - **218 471294854**.

Sie kann auch für das Erreichen eines allgemein stärkenden Effekts angewendet werden, dafür muss folgende Zahlenreihe angewendet werden - **314518317741**.

© Г. П. Грабовой, 1998

Für einen tonisierenden Effekt kann die Konzentration auf folgende Zahlenreihe angewendet werden - **513314819317**.

Für einen harntreibenden Effekt kann folgende Zahlenreihe angewendet werden - **314318514617**.

Sie kann in Kombination mit Ginseng angewendet werden, in dem Fall gibt es für den Ginseng folgende Zahlenreihe - **51831749871**.

Dabei muss man beachten, dass diese Reihe eine Reihe der Kombination mit der Reihe von Kirkazona ist, und nicht einfach eine Zahlenreihe des Ginsengs. Hier ist es sehr wichtig, dass eine Reihe der Kombination eine ganz andere Reihe ist, die für eine nächste Handlung steht. Somit reproduzieren die Kräuter, die im Zusammenhang zu einander stehen, Zahlenkonstruktionen ungefähr auf die Weise, auf die ein Mensch die nächste Reihe durch das Denken reproduzieren und wahrnehmen kann. Und die Zahlenreihe des Zusammenhangs mit Ginseng gibt einen allgemein stärkenden Effekt.

Für die Regenerierung des Körpers bei Darmstörungen wird folgende Reihe angewendet - **49136498171**.

Bei chronischem Durchfall - **491219719481**.

Bei Sommerdiarrhö - **1948137**.

Bei Dysenterie - **61485429137**.

Ebenso kann die Information von Kirkazona als ein Mittel gegen den Schlangenbiss angewendet werden. Dafür muss man sich auf folgende Zahlenreihe konzentrieren - **495891619718**.

Die Methode des ewigen, gesunden und harmonischen Lebens -

64831721948.

Artemisia annua – BEIFUß ANNUELL - 894 517 218 497 316
Die **Methode des Nichtsterbens - 64871281948**
Die **Methode des Auferstehens - 31964721978**
Die **Methode der Verjüngung - 64951381968**
Die **Methode der Regenerierung des Körpers - 614218317814**
In dieser Methode kann folgende Zahlenreihe für einen fiebersenkenden Effekt angewendet werden - 31971251948. Wenn man das Saatgut der Pflanze Beifuß Annuell im Bezug auf die Information betrachtet und die Zahlenreihe unter Beachtung der Sphäre, die dem Saatgut entspricht, anwendet, kann man diese bei Tuberkulose anwenden. Dafür muss man folgende Reihe der Regenerierung des Körpers bei Tuberkulöse anwenden – **21451384981**.

Bei Blähungen wirkt folgende Zahlenreihe normalisierend - **21947121851**.

Bei Dyspepsie kann man für die Normalisierung folgende Zahlenreihe anwenden - **21849331848**.

Bei nächtlichen Schweißausbrüchen kann man folgende Zahlenreihe für die Normalisierung des Körpers anwenden - **38148947181**.

In dem Fall, wenn die Umwelt für den Körper negative Kennwerte beinhaltet, mit anderen Worten, es gibt in der Luft für den Körper schädliche Schwebestoffe, kann folgende Zahlenreihe angewendet werden - **619518319417**.

Die **Methode des ewigen, gesunden und harmonischen Lebens** **- 61431281971**.

In dieser Methode muss man den Zusammenhang zwischen zwei Anfangs- und zwei Endzahlen dieser Zahlenreihe betrachten. Dann kann man sehen, dass diese Zahlenreihe in die Sphäre schließt, die in jeder eigenen Struktur die Zahl selbst hat, das heißt – die ganze Reihe. Daraus ergibt sich, dass aus der Reihe eine dreidimensionale Konstruktion gebildet wird, die eine eigene Ebene nach dem Entwicklungswesen und dieselbe Reihe besitzt. Somit kann man die Reproduktion des eigenen Lebens in jedem beliebigen Punkt des Raums in Betracht ziehen. Übrigens, dieses Prinzip kann in die Entwicklungsstruktur von Computerprogrammen eingeführt werden, die das ewige, gesunde und harmonische Leben mithilfe ausgerechnet technischer Mittel sicherstellen können. Dabei können diese Mittel als ein System der Steuerung, zum Beispiel von einem Raum, angewendet werden.

Artemisia apiacea - BEIFUß BIRNENFÖRMIG -
514 317 218 491 516
Die **Methode des Nichtsterbens – 491647819317**

In dieser Methode kann man nebst der Anwendung der Information von Beifuß birnenförmig einen Prozess betrachten, in dem wenn ein Problem von Außen, das für einen Menschen schädlich sein kann, eintritt – zum Beispiel irgendwelche Systeme, die ausgerechnet die Entwicklung der Nichtsterben-Systeme verhindern - kann man hier lokal das System der Steuerung betrachten. Und noch eine Zahlenreihe dazugeben, die bereits konkret das Nichtsterben realisiert, unabhängig von irgendwelchen Außensystemen. Diese Zahlenreihe ist wie folgt - **51921841**.

Somit ergibt sich eine Methode der Steuerung, bei der die erste Reihe, die zeigt, wie die Methode des Nichtsterbens in dem sie sich an eine beliebige weitere Reihe ankoppelt, bereits ein beständiges System des Nichtsterbens bildet und die Entwicklung auf der Steuerungsebene ermöglicht, sodass in einem beliebigen Moment die nächste Reihe, die die Wirkung verstärkt, gebildet werden kann.

Die **Methode des Auferstehens - 21491831941**

Die **Methode der Verjüngung - 81421771847**

Die **Methode der Regenerierung des Körpers - 49614871948**

Nebst der Anwendung natürlicher Eigenschaften von Beifuß birnenförmig kann man folgende Methoden dazu geben:

- für die Regenerierung des Körpers bei Tuberkulöse - **81931721947**;
- für die Regenerierung des Körpers bei chronischer Dysenterie - **81749121864**;
- für die Regenerierung des Körpers bei Malaria - **831485**;
- für die Regenerierung des Körpers im Fall von Polypen in der Nase - **398649718**;
- für die Normalisierung des Körpers bei Hämorrhoiden - **51981318**;
- für die Normalisierung des Körpers bei Wespenstichen - **4893648971**;
- für den Körperschutz im Fall der Attacke von Moskitos kann

man zum Beispiel folgende zwei Reihen anwenden **498217** und **694713**. Es ergibt sich, dass die Kombination der beiden Reihen den Attacken von Moskitos entgegen wirken.

Hier ist der Fakt bezeichnend, dass man die Essensqualität verbessern kann, das heißt, durch die Steuerung auf eine bestimmte Weise das Essen so zu sagen zu erfrischen, zu desinfizieren, für den Körper verträglicher zu machen, dafür muss folgende Zahlenreihe angewendet werden - **481218 49781**.

Die **Methode des ewigen, gesunden und harmonischen Lebens** - **897314918647**.

Artemisia capillaris - BEIFUß ZOTTIGER - 684 318 514 971 894
Hier muss man beachten, dass dieser mehrjährige Beifuß auch im Winter grün bleibt, und daraus kann man die Ebene der Ununterbrochenheit gewinnen, die für die unendliche Entwicklung nötig ist, indem man ausgerechnet die unendliche Photosynthese betrachtet, die in diesem Beifuß vorgeht. Und unter Beachtung dieser Ebene der Ununterbrochenheit kann man mithilfe der Reihe **464813519 71** und der Reihe, die dem Beifuß zottiger entspricht, die ewige Entwicklung durch die Konzentration auf diese zwei Reihen sicherstellen.

Die **Methode des Nichtsterbens - 64351831978**
Die **Methode des Auferstehens - 21464721854**
Die **Methode der Verjüngung - 36853849189**
Die **Methode der Regenerierung des Körpers - 36851721973**

Bei der Anwendung natürlicher Eigenschaften vom Beifuß zottiger kann man folgenden Effekt erreichen:
- für einen fiebersenkenden Effekt kann man folgende Zahlenreihe anwenden - **3196491**.
Dabei muss man beachten, dass die Pflanze an sich bereits eine fiebersenkende Wirkung hat, deswegen greift diese Reihe im Grunde genommen auf die Eigenschaften der Pflanze zurück.
- einen harntreibenden Effekt kann man durch die Anwendung folgender Reihe erreichen - **3194781**;
- eine krampflösende Wirkung kann durch die Anwendung folgender Reihe erreicht werden - **31964975841**;
- als Antimalariamittel kann es unter Anwendung folgender Reihe eingesetzt werden - **1961851971**;
- für die Regenerierung des Körpers bei Gelbsucht kann folgende Reihe angewendet werden - **34962851937**;
- für die Regenerierung des Körpers bei Dysmenorrhoe kann folgende Reihe angewendet werden - **514918319617**;
- für die Regenerierung des Körpers bei Fieber kann man folgende Reihe anwenden - **31485471851**.
Die **Methode des ewigen, gesunden und harmonischen Lebens** - **614218319481**

Artemisia japonica - BEIFUß JAPANISCH - 491 317 518 471 819
Die **Methode des Nichtsterbens - 894317219 81**
Die **Methode des Auferstehens - 64971381973**

Die **Methode der Verjüngung** - **68931451967**

Die **Methode der Regenerierung des Körpers** - **89385431968**

Unter Beachtung natürlicher Eigenschaften der Pflanze Beifuß Japanisch kann man für die Gewichtszunahme folgende Reihe anwenden – **51891421978**.

Bei Vaginitis kann der Körper mithilfe folgender Reihe regeneriert werden - **481319748**.

Man kann ebenso die Kombination mit Alant anwenden. Dann muss man zwei Reihen anwenden, um den Körper im Fall der Malaria zu regenerieren. Die dem Alant entsprechende Reihe ist wie folgt: 64831981, sie stellt die Ausrichtung des Alants auf die Regenerierung bei Malaria dar. Und die dem Beifuß Japanisch entsprechende Reihe in diesem Fall ist wie folgt: **49167811**.

Die **Methode des ewigen, gesunden und harmonischen Lebens** - **319041981**

Artemisia keiskiana - DACHBEIFUß - 819 491 518 549 617

Die **Methode des Nichtsterbens** - **219491819714**

Die **Methode des Auferstehens** - **548491498**

Die **Methode der Verjüngung** - **31964859181**

Die **Methode der Regenerierung des Körpers** - **698514319 81**

Bei Impotenz - **48131949148**

Bei Aminarie - **493839 41989**

Für die Linderung der Nach-Geburt-Schmerzen - **51931489314**

Für die Abschaffung von Blutstriemen und blauen Flecken -

539891498671

Für die Verbeugung von Abszessen - **439598 617**

Die **Methode des ewigen, gesunden und harmonischen Lebens** - **498713219849**

Artemisia stelleriana vesiculosa – BEIFUß BLASENARTIG - 316 847 219 548 314

Die **Methode des Nichtsterbens** - **316498519 81**

Die **Methode des Auferstehens** - **364198519481**

Die **Methode der Verjüngung** - **218943519431**

Die **Methode der Regenerierung des Körpers** - **819348519361**

Bei Blähungen - **819 316281294**

Bei Erkältung - **893 194318671**

Für die Heilung des Magens - **314831439895**

Für die Verbesserung von Haarwachstum - **346547289781**

Bei Pickeln - **498361219317**

Die **Methode des ewigen, gesunden und harmonischen Lebens** - **389064**

Artemisia vulgaris - BEIFUß - 648 541 219 364 591

Die **Methode des Nichtsterbens** - **214391 218**

Die **Methode des Auferstehens** - **36429139659**

Die **Methode der Verjüngung** - **341897498671**

Die **Methode der Regenerierung des Körpers** - **381494851368**

Für einen blutstillenden Effekt - **51384931967**

Für eine antiseptische Wirkung - **59836489917**

Für einen windtreibenden Effekt - **59431638917**

Bei Bluthusten - **31468139712**

Bei Dysenterie - **31698519784**

Bei Menorrhagie - **217 34916478**

Bei postpartalen Blutungen - **49657919451**

Bei Schlangenbissen - **31869431714**

Bei Insektenstichen - **29136138951**

Bei Heilung von Wunden aller Arten - **54958121684**

Für die Heilung von Geschwüren - **31953889417**

Für die Dämmung schneidender Schmerzen im Magen - **589691598713**

Für Austreibung von Bandwürmern - **598316389541**

Für eine windtreibende Wirkung - **54913738951**

Für einen beruhigenden Effekt - **51316489317**

Bei Magenschmerzen - **69131728947**

Bei Geburt - **19631854936**

Als Narkose - **314895894714**

Als Mittel gegen Erbrechen - **564891319718**

Für die Gesundung eines Kindes - **498518319641**

Die **Methode des ewigen, gesunden und harmonischen Lebens** - **51831631781**

Artocarpus integerifolia – BROTBAUM - 513 849 316 718 516

Die **Methode des Nichtsterbens - 89121649**

Die **Methode des Auferstehens - 317218541**

In dieser Methode kann man den Prozess der Entwicklung des Bewusstseins des Menschen betrachten in Richtung anderer Umwelt. Mit anderen Worten, um die Information über die soziale Adaptation an den Auferstehenden und später – an den Auferstandenen weiter zu leiten muss man können, das Bewusstsein in die Richtung des Systems entwickeln, das für einen, der nie gestorben war, ungewöhnlich ist. Und mithilfe der Zahlenreihe **698 917** kann man das Bewusstsein in die Richtung entwickeln, wo das Bewusstsein die Information bereits an dritte Systeme weiterleitet.

Die **Methode der Verjüngung - 218549619713**

Die **Methode der Regenerierung des Körpers - 518316219 781**

Für einen abkühlenden Effekt - **599813 914**

Für einen tonisierenden Effekt - **58391428**

Für eine nährende Wirkung - **319814967217**

Für den Abbau von Alkoholschäden – **598644219718**

Die **Methode des ewigen, gesunden und harmonischen Lebens - 318 912319641**

In dieser Methode kann man das System der Bewusstseinsentwicklung betrachten, in dem das Bewusstsein alle Informationsquellen für ein ewiges, gesundes und harmonisches Leben vereint. Und dieses Prinzip der Vereinigung, wenn es an die Struktur einer konkreten Pflanze – in dem Fall des Brotbaums – gebunden ist, ermöglicht es, praktisch alle in der Welt geschehenen Ereignisse auf das Ziel des ewigen, gesunden und harmonischen Lebens zu konzentrieren.

Asarum forbesi – HASELWURZ - 894 316 719 518 516

Die **Methode des Nichtsterbens - 314218 617218**

Die **Methode des Auferstehens - 314561891 24**

Die **Methode der Verjüngung - 68531954851**

Die **Methode der Regenerierung des Körpers - 36151381428**

Gegen Fieber - **31451638971**

Gegen Husten - **89317821941**

Gegen Kropf - **56917121964**

Als ein Mittel gegen Würmer - **59819431961**

Die **Methode des ewigen, gesunden und harmonischen Lebens - 98916471981**

Asarum sieboldi – HASELWURZ SEIBOLD - 598 161 318 549 817

Die **Methode des Nichtsterbens - 949617**

Die **Methode des Auferstehens - 219 849317218**

Die **Methode der Verjüngung - 612854 219718**

Die **Methode der Regenerierung des Körpers - 854371 219 49**

Als Mittel gegen Erbrechen - **319491218 49**

Für einen schleimlösenden Effekt - **549 713**

Für einen schweißtreibenden Effekt - **698713 81947**

Für einen harntreibenden Effekt - **589318 914861**

Als ein Abführmittel - **539 891514317**

Bei Rheuma - **618214218712**

Bei Epilepsie – **68959351381**

Bei Polypen in der Nase - **49859361974**

Bei Taubheit - **389568319714**

Bei Geschwüren im Mund - **314893914718**

Die **Methode des ewigen, gesunden und harmonischen Lebens** - **394617218419**

Asclepias sp. – SCHWALBENWURZ - 218 561 319 891 516

Die **Methode des Nichtsterbens** - **14948131284**

Die **Methode des Auferstehens** - **21451831947**

Die **Methode der Verjüngung** - **38951731649**

Die **Methode der Regenerierung des Körpers** - **614217319718**

Als ein Gegengiftmittel - **498319718**

Bei Insektenstichen - **49851621971**

Bei Tierbissen - **49721831749**

Die **Methode des ewigen, gesunden und harmonischen Lebens** - **314516219478**

Asparagus lucidus – SPARGEL HELL - 317 498 518 491 219

Die **Methode des Nichtsterbens** - **491218 496**

Die **Methode des Auferstehens** - **614712814919**

Die **Methode der Verjüngung** - **24854721981**

Die **Methode der Regenerierung des Körpers** - **49549721947**

Für einen schleimlösenden Effekt - **41831638**

Für einen tonisierenden Effekt - **5148948516471**

Für einen stimulierenden Effekt - **649581298**

Für die Heilung des Magens - **31481947**

Bei Impotenz - **498891689714**

Die **Methode des ewigen, gesunden und harmonischen Lebens** - **489317219**

Aspidium falcatum – HOLZFARN - 364 517 218 474 519

Die **Methode des Nichtsterbens - 91428**

Die **Methode des Auferstehens - 496517**

Die **Methode der Verjüngung - 298458**

Die **Methode der Regenerierung des Körpers - 547219644**

Die **Methode des ewigen, gesunden und harmonischen Lebens** - **918581**

Aster fastigiatus – ASTER HOCH - 314 854 319 478 916

Die **Methode des Nichtsterbens - 218498519716**

Die **Methode des Auferstehens - 491218518**

Die **Methode der Verjüngung - 217**

Die **Methode der Regenerierung des Körpers - 69451831978**

Für einen fiebersenkenden Effekt - **314819**

Als ein Mittel gegen Pest - **21453839481**

Gegen Dysenterie - **39438121964**

Bei epileptischen Krämpfen - **31489231978**

Bei Stoffwechselstörungen wegen Überernährung - **21489236971**

Bei Überdosierung von Alkohol - **649718519714**

Die **Methode des ewigen, gesunden und harmonischen Lebens** - **614218719217**

Aster tataricus - ASTER TATARISCH - 214 561 218 974 548

Die **Methode des Nichtsterbens** - **264712319481**

Die **Methode des Auferstehens** - **218589964171 984**

Die **Methode der Verjüngung** - **248567198548**

Die **Methode der Regenerierung des Körpers** - **598381364219**

Für die Regenerierung des Körpers bei Lungenkrankheiten - **314918 216**

Bei Bluthusten - **419281298849**

Bei Hämaturie, d.h. Vorhandensein vom Blut im Urin - **549691219718**

Bei postpartalen Blutungen - **314219819471**

Bei Störungen beim Harnlassen - **248591319648**

Für die Beruhigung des Nervensystems - **89519489631**

Für einen tonisierenden Effekt - **31854981941**

Die **Methode des ewigen, gesunden und harmonischen Lebens** - **691218 217**

Aster trinervius – ASTER GEDREIT - 849 516 317 854 378

Die **Methode des Nichtsterbens** - **218641298 47**

Die **Methode des Auferstehens** - **497218519814**

Die **Methode der Verjüngung** - **394819519 617**

Die **Methode der Regenerierung des Körpers** - **594317819648**

Für das Stillen von Blutungen - **36853919871**

Bei allen Arten der Vergiftung mit Tiergiften - **598516319584**

Bei Malaria - **29416839721**

Für die Regenerierung des Körpers bei unbekannten Krankheiten - **348516319518**

Die **Methode des ewigen, gesunden und harmonischen Lebens** - **316219519491**

Astragalus hoangtchy – WIRBELKRAUT - 518 491 217 516 298

Die **Methode des Nichtsterbens** - **298316217489**

Die **Methode des Auferstehens** - **614217289491**

Die **Methode der Verjüngung** - **698514218513**

Die **Methode der Regenerierung des Körpers** - **694291319712**

Für einen tonisierenden Effekt - **598513319647**

Für die Regenerierung des Herzkreislaufssystems - **51854921213**

Für die Regenerierung der Lungen - **51459836147**

Für die Regenerierung der Bronchien - **513148568**

Bei dauerhaften chronischen Krankheiten - **49854789417**

Für einen tonisierenden Effekt - **48153121941**

Die **Methode des ewigen, gesunden und harmonischen Lebens** - **49851721948**

Atractylis sp. - ATRACTILIS - 481 564 917 854 219

Die **Methode des Nichtsterbens** - **614218319481**

Die **Methode des Auferstehens - 497519381497**

Die **Methode der Verjüngung – 39489731947**

In dieser Methode wird es empfohlen zu versuchen, alle früheren Zahlensysteme, die anderen Pflanzen entsprechen, auf einander folgend schriftlich zu erfassen und dann wird die Verjüngung schneller eintreten. Mit anderen Worten, man muss ausgerechnet die Methode der Verjüngung, die jeder Pflanze entspricht, aus den Systemen so zu sagen auslesen.

Die **Methode der Regenerierung des Körpers - 514918319671**

Für einen erwärmenden Effekt - **51431689451**

Für die Regenerierung des Magen-Darm-Traktes - **318489719471**

Im Großen und Ganzen besteht die Methode der Regenerierung des Körpers unter Berücksichtigung der gesunden Eigenschaften der Pflanzen in diesem Fall aus zwei Reihen: 1. Reihe – **469712** und die zweite Reihe - **219489719671**. In der Substruktur dieser Zahlenreihe gibt es bereits konkrete Handlungen unter Berücksichtigung der Pflanzeneigenschaften.

Für einen fiebersenkenden Effekt - **491514**

Für einen entzündungshemmenden Effekt - **614517589**

Für die Regenerierung bei chronischrer Dysenterie - **51648971**

Bei Wassersucht - **54831641**

Bei Rheuma - **98964121748**

Bei Schweißausbrüchen - **89631989791**

Für die Verbesserung der Männerpotenz - **418498519416**

Mann kann auch in der Steuerung dieser Pflanze auf der Grundlage der Systeme, die dieser Pflanze zugeordnet sind, so einen Begriff wie Steuerung in die Richtung größeren Glücks einführen. Und hier macht dieses System möglich, die Ereignisse, die der Gesundheitsnorm entsprechen, auszubalancieren.

Die **Methode des ewigen, gesunden und harmonischen Lebens** - **498397398741**

Atropa sp. - TOLLBEERE - 394 548 391 749 819

Die **Methode des Nichtsterbens** - **298724319 48**

Die **Methode des Auferstehens** - **26471281974**

Die **Methode der Verjüngung** - **948516319816**

Die **Methode der Regenerierung des Körpers** - **694548519714**

Für die Schmerzlinderung - **31451838938**

Für die dauerhafte Schmerzbetäubung - **314895319671**

Für die Regenerierung des Darms - **319512519671**

Die **Methode des ewigen, gesunden und harmonischen Lebens** – **516498519716**

Avena fatua - HAFER - 549 641 318 374 891

Die **Methode des Nichtsterbens** - **497516219471**

Die **Methode des Auferstehens** - **48954817**

Die **Methode der Verjüngung** - **214978519641**

Die **Methode der Regenerierung des Körpers** - **498564219721**

Für einen beruhigenden Effekt - **497589691397**

Für die Gebärenden, um Öffnungswehen auszulösen - **49851721948**

Die **Methode des ewigen, gesunden und harmonischen Lebens** - **489317218517**

Averrhoa carambola - STACHELBEERE CHINESISCH - 514 219 317 489 516

Die **Methode des Nichtsterbens** - **274218319641**

Die **Methode des Auferstehens** - **49854851971**

Die **Methode der Verjüngung** - **274891319648**

Die **Methode der Regenerierung des Körpers** - **489647579681**

Für das Durststillen - **598 974**

Für die Verstärkung der Speicherabsonderung - **58458851971**

Für den fiebersenkenden Effekt - **51989131984**

Bei Malaria - **854319619714**

Die **Methode des ewigen, gesunden und harmonischen Lebens** - **648517219498**

Balanophera - BALANOPHERA - 498 714 219 648 516

Die **Methode des Nichtsterbens** - **497184218678**

Die **Methode des Auferstehens** - **49129431971**

Die **Methode der Verjüngung** - **59819859437**

Die **Methode der Regenerierung des Körpers** - **38964989817**

Für die Anwendung als Aphrodisiakum für Frauen - **514849519647**

Für die Verstärkung der Bildung von Samen bei Männern - **314589798714**

Für einen stimulierenden und tonisierenden Effekt bei Notwendigkeit der Regenerierung des Magen-Darm-Traktes - **319718519641**

Die **Methode des ewigen, gesunden und harmonischen Lebens** – **317219519471**

Balsamodendron myrrha - BALSAM DENDRON - 518 478 549 617 214

Die **Methode des Nichtsterbens - 219471**

Die **Methode des Auferstehens - 213**

Die **Methode der Verjüngung - 489549219819 614**

Die **Methode der Regenerierung des Körpers - 219 478 264 19**

Für einen allgemein stärkenden Effekt - **497 481 71**

Für einen beruhigenden Effekt - **518 649 719 81**

Für die Regenerierung bei Geschwüren und Wunden - **485 641**

Für die Regenerierung bei Krankheiten der Gebärmutter und bei Gebärmutterblutungen - **485 671 481 491**

Für den Effekt der Normalisierung bei Hysterie - **495 683 91**

Die **Methode des ewigen, gesunden und harmonischen Lebens** - **514 219 617**

Bambusa sp. - BAMBUS - 698 549 319 718 541

Die **Methode des Nichtsterbens - 319 481564**

Die **Methode des Auferstehens - 485 318 916984**

Die **Methode der Verjüngung - 714 985964 718**

Die **Methode der Regenerierung des Körpers - 548 613 498814**

Gegen Husten - **548 712**

Gegen Würmer - **485648 19 914**

Für die Regenerierung des Magens - **545 894 81**

Bei Rheuma - **615 019493 41**

Bei verschiedenen Krankheiten als allgemein regenerierendes Mittel - **414851319486**

Für einen tonisierenden Effekt - **549681 91**. In diesem Fall wird das Element der tonisierenden Wirkung durch die zusätzliche Zahlenreihe **697 516539** verstärkt. Das heißt, dass für einen tonisierenden Effekt mehrere Zahlenreihen angewendet werden können.

Gegen Alkoholkonsum - **589 697 841**

Für einen fiebersenkenden Effekt - **485 671 49754**

Bei Blut im Urin - **491 671**

Gei Geschwüren im Mund - **689 749**

Bei Augenkrankheiten - **513 647**

Bei Zahnschmerzen - **894 796**

Für die Verbesserung der Milchproduktion bei stillenden Müttern - **494 891**

Bei Hautkrankheiten - **498 719 619 74**

Bei bösartigen tumorartigen Prozessen im Körper, sprich bei onkologischen Krankheiten - **314894518514**

Bei Krankheiten der Atmungsorgane - **548491619714**

Bei Defizit von Silizium im Körper - **491 48971947**

Bei Defizit von Kalium im Körper - **481649714**

Bei Defizit von Kalzium im Körper - **589 648398671**

Bei Defizit von Eisen im Körper - **685 498719 618**

Bei Krämpfen - **498 613851 49**

Bei Epilepsie bei Kindern - **498 671894 81**

Bei Lähmung - **496 498519 64**

Für eine Wirkung als Aphrodisiakum - **491 671951 48**

Die **Methode des ewigen, gesunden und harmonischen Lebens** - **519 618319 714**

**Barkhausia repens – BARKHAUSEN LIEGENDER –
594 471 894 421 671**

Die **Methode des Nichtsterbens** - **219 499891 71**

Die **Methode des Auferstehens** - **481 485319 617**

Die **Methode der Verjüngung** - **491 718**

Die **Methode der Regenerierung des Körpers** - **549 612589 71**

Für einen tonisierenden Effekt - **498 641789 41**

Für eine bindende Wirkung - **549 891**

Gegen Fieber - **548 47128**

Für einen allgemein stärkenden Effekt - **491 641718 81**

Für eine entzündungshemmende Wirkung - **894 647831 64**

Bei Hämorrhoiden - **498 671219 84**

Bei Krebsgeschwüren - **491 671219 94**

Für die Heilung von Dysenterie - **394 813**

Bei der Regenerierung des Körpers nach Dysenterie kann man noch eine zweite Zahlenreihe dazu geben - **219 49871947**

Die **Methode des ewigen, gesunden und harmonischen Lebens**

- 794 897598491

Basella rubra - NACHTSCHATTEN MALABAR -
319 471 218 479 841
Die **Methode des Nichtsterbens - 471 498516**
Die **Methode des Auferstehens - 489854491649**
Die **Methode der Verjüngung - 319518 471**
Die **Methode der Regenerierung des Körpers - 419518 471**
Für einen beruhigenden Effekt - **513614819417**
Für einen schmerzstillenden Effekt bei Magenkrankheiten - **498516817495**
Für einen kosmetischen Effekt - **494817**
Die **Methode des ewigen, gesunden und harmonischen Lebens - 694519819471**

Begonia discolor (B. evansiana) - BEGONIE VERSCHWUNDENE - 394 891 519 748 516
Die **Methode des Nichtsterbens - 498 617519 481**
Die **Methode des Auferstehens - 495 718519 614**
Die **Methode der Verjüngung - 497 894519 81**
Die **Methode der Regenerierung des Körpers - 489 719319 684**
Bei Wunden im Mund und bei Halsentzündungen - **481 479519 671**
Die **Methode des ewigen, gesunden und harmonischen Lebens - 649 719819 671**

Benincasa cerifera - KÜRBIS INDISCH - 319 548 849 671 498

Die **Methode des Nichtsterbens - 619314819311**

Die **Methode des Auferstehens - 519584 919471**

Die **Methode der Verjüngung - 694895 918 713**

Die **Methode der Regenerierung des Körpers - 694 218**

Für einen harntreibenden Effekt - **498 814**

Für einen fiebersenkenden Effekt kann folgende Reihe angewendet werden - **498 813319485**

Als ein schmerzlinderndes Mittel - **489 471219 71**

Für die Befreiung von Pickeln und Schweißbläschen - **519 671219814**

Für die Regenerierung bei der Nierensteinkrankheit - **598914894814**

Für einen beruhigenden Effekt - **584319498718**

Für einen tonisierenden Effekt - **898548586418**

Als eine Steuerung der Ereignisse für das Vorbeugen von Hunger kann folgende Reihe angewendet werden - **48939189149**

Für eine kosmetische Wirkung - **498 718**

Bei Gonorrhö - **498 471219 617**

Bei schmerzenden Wunden - **491 718519 641**

Die **Methode des ewigen, gesunden und harmonischen Lebens - 497 218 498 71**

Berberis thunbergii - SAUERDORN TURNBERG - 319 471 218 519 641

Die **Methode des Nichtsterbens - 219815489 614**

Die **Methode des Auferstehens** - 549714319812

Die **Methode der Verjüngung** - 649517218491

Die **Methode der Regenerierung des Körpers** - 319548316471

Als ein fiebersenkendes Mittel - **489517319 47**

Gegen Würmer - **614 718219 71**

Für einen antiseptischen Effekt - **489 617219 714**

Die **Methode des ewigen, gesunden und harmonischen Lebens** - **594 712898 647**

Beta vulgaris – ZUCKERRÜBEN WEIß – 498 516 471 894 219

Die **Methode des Nichtsterbens** - 218 491318

Die **Methode des Auferstehens** - 384 517289

Die **Methode der Verjüngung** - 491 714219 617

Die **Methode der Regenerierung des Körpers** - 496 718219 71

Die **Methode des ewigen, gesunden und harmonischen Lebens** - 714 485391 671

Betula alba - BIRKE WEIß - 318 498 516 718 514

Die **Methode des Nichtsterbens** - 214218 619718

Die **Methode des Auferstehens** - 319 714218 419

Die **Methode der Verjüngung** - 497 478598 641

Die **Methode der Regenerierung des Körpers** - 519 671218 491

Für die Regenerierung des Körpers bei Gelbsucht - **498 713819 749**

Für die Regenerierung des Körpers beim Krebs der Milchdrüse -

348 471219 671

Für die Heilung der dauerhaften Offenwunden - **498 471851 474**

Die **Methode des ewigen, gesunden und harmonischen Lebens** - **598064 017**

Bidens parviflora - ZWEIZACK KLEINBLÜTIG - 514 471 219 831 478

Die **Methode des Nichtsterbens** - 164 217218 67

Die **Methode des Auferstehens** - 471 718519 49

Die **Methode der Verjüngung** - 514 717819 71

Die **Methode der Regenerierung des Körpers** - 479 16421891

Bei Spinnenbissen - **51481491758**

Bei Schlangenbissen - **614212319714**

Bei schlecht heilenden Wunden - **49831721849**

Die **Methode des ewigen, gesunden und harmonischen Lebens** - **714848319718**

Bignonia grandiflora – BIGNONA – 814 917 219 498 516

Die **Methode des Nichtsterbens** - **218497219478**

Die **Methode des Auferstehens** - **31964981948**

Die **Methode der Verjüngung** - **51421851749**

Die **Methode der Regenerierung des Körpers** - **619714219817**

Bei Menstruationsstörungen - **49871931941**

Bei Blutarmut und Erschöpfung - **498531 49871**

Bei Blutungen nach der Geburt - **497319 819**

Die **Methode des ewigen, gesunden und harmonischen Lebens**
- **614 718917 81**

Biota orientalis – THUYA – 549 716 318 491 748

Die **Methode des Nichtsterbens - 364841519 478**

Die **Methode des Auferstehens - 493 841898514**

Die **Methode der Verjüngung - 649 781219 719**

Die **Methode der Regenerierung des Körpers - 619 713894 748**

Für die Zunahme des Körpergewichts - **489 431518 497**

Für die Regenerierung der Bronchien und Lungen und allgemein des Atmungssystems - **498 45148971**

Für die Regenerierung der Leber - **491 4839841**

Bei Krämpfen bei Kindern - **497 891**

Bei Blutungen - **614 719**

Bei Erkältung - **316 718**

Bei Rheuma - **649 914219 71**

Bei parasitären Hautverletzungen - **348 671219 789**

Bei Tumoren - **469 791398 79**

Bei Verbrennungen - **469 792218 71**

Bei Schnittwunden - **394 681281 79**

Für das Haarwachstum auf den Hautnarben - **491 798519 64**

Die Methode des ewigen, gesunden und harmonischen Lebens - **798 713219 84**

Bletia hyacinthina - ORCHIDEE AMETHYSTARTIG -
478 416 318 498 714

Die **Methode des Nichtsterbens** - **394617519584**

Die **Methode des Auferstehens** - **694317219487**

Die **Methode der Verjüngung** - **684193854916**

Die **Methode der Regenerierung des Körpers** - **549581218471**

Für einen beruhigenden Effekt - **584317589**

Für die Regenerierung bei einem breiten Spektrum der Kinderkrankheiten - **498513 91481**

Bei Dyspepsie - **318 49121748**

Bei Dysenterie - **218 67128973**

Bei Hämorrhoiden - **384549 714**

Bei Malaria - **314892 67**

Bei Verbrennungen - **348971**

Bei Wunden – **489 617**

Bei Verletzungen - **479 617219 81**

Bei Hautkrankheiten - **389 671298 49**

Die **Methode des ewigen, gesunden und harmonischen Lebens** - **719 893519 648**

Blumea balsamifera – BLUMEA KAMPFERARTIG –
319 471 284 598 641

Die **Methode des Nichtsterbens** - **491674894547**

Die **Methode des Auferstehens** - **384294519671**

Die **Methode der Verjüngung** - **689317298594**

Die **Methode der Regenerierung des Körpers - 894571298741**

Für einen fiebersenkenden Effekt - **649514894 91**

Gegen Würmer - **594316719 948**

Die **Methode des ewigen, gesunden und harmonischen Lebens - 698 712819 649**

Boehmeria nivea – RAMIE – 491 514 319 854 916

Die **Methode des Nichtsterbens - 497514**

Die **Methode des Auferstehens - 219 418**

Die **Methode der Verjüngung - 264281 1**

Die **Methode der Regenerierung des Körpers - 719485364531**

Für die Normalisierung des Gebärmuttertonus - **49851489741**

Bei der Gefahr der Fehlgeburt - **648317219781**

Für einen beruhigenden Effekt - **693541**

Für einen harntreibenden Effekt - **894519 61**

Gegen Entzündungen - **379 718498 71**

Für die Regenerierung des Körpers bei Wunden - **498 478319316**

Bei Insektenstichen - **498 671**

Bei Schlangenbissen - **219 671298 791**

Bei Krankheiten des Enddarms - **498 712598497**

Für die Regenerierung in Falle der Magen-Darm-Störungen - **498531 49871**

Die **Methode des ewigen, gesunden und harmonischen Lebens - 491 712**

Bombax malabaricum - BOMBAKS - 319 348 549 671 489

Die **Methode des Nichtsterbens -** 381 498

Die **Methode des Auferstehens -** 614 679 71

Die **Methode der Verjüngung -** 2841

Die **Methode der Regenerierung des Körpers -** 491 478 498 617

Als ein hämostatisches Mittel bei Wunden - **498 713898 491**

Die **Methode des ewigen, gesunden und harmonischen Lebens** - **648 719519 718**

Boswellia – BOSWELLIA – 491 487 519 649 517

Die **Methode des Nichtsterbens -** 219 478

Die **Methode des Auferstehens -** 649 719218517

Die **Methode der Verjüngung -** 648 798 914

Die **Methode der Regenerierung des Körpers -** 647 891 719

Für den Abbau der Rauchersucht und für das Rauchenabgewöhnen - **498 794894 716**

Für einen tonisierenden Effekt - **498 671895 161**

Für einen allgemein stärkenden Effekt - **519 713289 617**

Bei Lepra - **349 718368 714**

Bei Kropf - **497 489681 71**

Bei Gonorrhö - **498 614**

Bei Lungenkrankheiten - **497 891614 917**

Für die Normalisierung der Funktionen der Samenflüssigkeit - **491 679819 47**

Bei Funktionsstörungen des Urogenitalsystems - **498 471897 41**

Die **Methode des ewigen, gesunden und harmonischen Lebens**
- **713 481219**

Boymia rutaecarpa - ÉVODIA - 471 498 516 719 491
Die **Methode des Nichtsterbens - 497 89489147**
Die **Methode des Auferstehens - 464 491319 718**
Die **Methode der Verjüngung - 649 748318511**
Die **Methode der Regenerierung des Körpers - 498713389 417**
Für einen stimulierenden Effekt - **48951947**
Für die Regenerierung des Magen-Darm-Traktes - **49851321947**
Gegen Würmer - **48951931971**
Bei Rheuma - **49851671941**
Die **Methode des ewigen, gesunden und harmonischen Lebens**
- **619498319718**

Brasenia peltata - BRASENIA SCHILDARTIG -
319 416 719 514 318
Die **Methode des Nichtsterbens - 49189451961**
Die **Methode des Auferstehens - 219 18**
Die **Methode der Verjüngung - 184 71921**
Die **Methode der Regenerierung des Körpers - 489617219 718**
Als ein Mittel gegen Würmer kann man folgende Zahlenreihe anwenden - **498514**
Für die Heilung von Wunden - **516478**
Bei Krebs - **491517**

Bei Hämorrhoiden - **48189147**

Die **Methode des ewigen, gesunden und harmonischen Lebens** - **719814 917**

Brassica sp. – KOHL – 481 475 319 489 516

Die **Methode des Nichtsterbens** - **67184131948**

Die **Methode des Auferstehens** - **51847121978**

Die **Methode der Verjüngung** - **234817548516**

Die **Methode der Regenerierung des Körpers** - **54857131981**

Für einen erfrischenden Effekt - **514817**

Für einen antialkoholischen Effekt - **489516819717**

Als fiebersenkendes Mittel - **518517519814**

Für einen milchvermehrenden Effekt - **319517248318**

Für einen harntreibenden Effekt - **31851931748**

Für die Verstärkung des Haarwachstums - **316489217218**

Bei Geschwüren und Wunden - **489319**

Bei Verhärtung der Milchdrüse - **51947**

Bei Krebs - **47481937**

Bei Dysenterie - **619318519 71**

Bei rektalen Blutungen - **514813619481**

Für einen kosmetischen Effekt - **498 916**

Die **Methode des ewigen, gesunden und harmonischen Lebens** - **718 497219813**

Hier muss man berücksichtigen, dass wenn die Eigenschaften, die die Pflanze von Natur aus hat, angewendet werden und diese dann durch die Zahlenreihen realisiert werden, somit das Erlernen der Methoden des ewigen, gesunden und harmonischen Lebens durch die Wahrnehmung der Information der Natur von Wesen her stattfindet. Deren ständige Anwendung führt dazu, dass der Körper ausdauerfähig wird – im Bereich des Erlangens solchen Wissens - und dabei nimmt er immer größere Informationsmengen auf. Deswegen ist es wünschenswert, das was in der Methode der Regenerierung des Körpers als konkrete Steuerungsmaßnahmen vorgeführt wird, auch aus der Sicht der Steuerung zu lesen und wahrzunehmen.

Broussonetia papyrifera - MAULBEERE BAUMWOLLE - 949 817 218 514 918

Die **Methode des Nichtsterbens - 219471318641**

Die **Methode des Auferstehens - 584291718 94**

Die **Methode der Verjüngung - 598 713948 21**

Die **Methode der Regenerierung des Körpers - 497 684917 91**

Für einen tonisierenden Effekt - **514 813914 618**

Für einen harntreibenden Effekt - **514 617219**

Als ein bindendes Mittel - **593849**

Bei Störungen des Magen-Darm-Traktes - **514891**

Bei Gonorrhö - **361 718**

Bei Furunkeln - **491691894**

Bei Ausschlägen - **198 948**

Bei Anurie - **894 647 718**

Bei Bauchwassersucht - **931 481389 61**

Bei Menorrhagie - **514 713813 471**

Für die Heilung von Wunden - **493 617894 71**

Bei Insektenstichen - **498 647**

Die **Methode des ewigen, gesunden und harmonischen Lebens** - **478 219**

Brunella vulgaris – **BRAUNELLE ECHT** – **549 717 894 316 894**

Die **Methode des Nichtsterbens** - **489 671831 41**

Die **Methode des Auferstehens** - **519 712**

Die **Methode der Verjüngung** - **219 714**

Die **Methode der Regenerierung des Körpers** - **514 618 719 78**

Für einen fiebersenkenden Effekt - **489 731219 64**

Gegen Rheuma - **548 671219 48**

Für einen allgemein stärkenden Effekt - **318 647489 71**

Für einen tonisierenden Effekt - **684 714**

Die Methode der Regenerierung des Körpers - **689 718**

Buddleia officinalis – **SOMMERFLIEDER MEDIZINISCH (BUSCH -SCHMETTERLING)** – **549 714 898 561 917**

Die **Methode des Nichtsterbens** - **214 614219714**

Die **Methode des Auferstehens** - **319841**

Die **Methode der Verjüngung** - **318**, dann stellen Sie sich eine silberne Farbe vor und auf dieser silbernen Farbe – ganz deutlich hervorgehobene Zahlen - auch in der silbernen Farbe - **519 617**

Die **Methode der Regenerierung des Körpers - 498 731 487 481**

Für die Regenerierung der Hornhauttrübung - **491 671294 78**

Bei Leberschädigung - **494 471**

Die **Methode des ewigen, gesunden und harmonischen Lebens
- 394 671**

**Buddleia curviflora - SOMMERFLIEDER BLUMENGOGEN
- 341 854 867 198 491**

Die **Methode des Nichtsterbens - 648 219284 641**

Die **Methode des Auferstehens - 497 721549 781**

Die **Methode der Verjüngung - 649 731298 71**

Die **Methode der Regenerierung des Körpers - 549 647218 649**

Bei katarrhalen Erscheinungen -**49854721949**

Bei Vergiftung mit Fisch - **54951721949**

Für die Resorption zufällig geschluckter Fischgräten - **498 793598**

Bei Malaria - **497394 71**

Bei Vergrößerung der Milz - **649 742814 41**

Die **Methode des ewigen, gesunden und harmonischen Lebens
- 694 712198 1**

**Bupleurum falcatum, Bupleurum octoradiatum - HASENOHR
- 498 517 394 174 815**

Die **Methode des Nichtsterbens - 479891 641**

Die **Methode des Auferstehens - 495 793319 78**

Die **Methode der Verjüngung - 497 814517**

Die **Methode der Regenerierung des Körpers - 748 647513 478**

Für einen fiebersenkenden Effekt - **549 713848**

Für eine windtreibende Wirkung - **549 747847**

Bei Magenkrankheiten - **497 894219 71**

Bei Erkältung und Husten - **489 713**

Bei Muskelschmerzen - **374 718**

Bei Amenorrhoe - **483514**

Bei Entzündungen im Brustbereich und im Magen-Darm-Trakt - **481317848**

Bei akutem Durchfall - **498317**

Bei Fieber nach der Geburt - **49831649871**

Die **Methode des ewigen, gesunden und harmonischen Lebens - 648731984174**

Buxus sempervirens - **BUCHSBAUM ECHT - 198 541 219 478 317**

Die **Methode des Nichtsterbens - 498718**

Die **Methode des Auferstehens - 298794761**

Die **Methode der Verjüngung - 21 948 471**

Die **Methode der Regenerierung des Körpers - 694 713894 184**

Bei Schwergeburt für die Verstärkung der Wehentätigkeit - **489 743389**

Bei Schweißbläschen - **898 674**

Die **Methode des ewigen, gesunden und harmonischen Lebens**

- 698 713298 491

Caesalpinia sp. C. minax – BRASIL (Cesalpinia) - 194 897 398 549 671

Die **Methode des Nichtsterbens** - 314 713819419

Die **Methode des Auferstehens** - 519 718519748

Die **Methode der Verjüngung** - 498 713818 714

Die Methode der Regenerierung des Körpers - **498 731498748**

Die **Methode des ewigen, gesunden und harmonischen Lebens** - **497 478319 697**

Cajanus indicus – TAUBENERBSE - 498 714 549 871 491

Die **Methode des Nichtsterbens** - **448318 614854 319 718**

Die **Methode des Auferstehens** - **489 71**

Die **Methode der Verjüngung** - **364 481219 71**

Die **Methode der Regenerierung des Körpers** - **648 719519 713**

Für die Anwendung als Gegengift - **489 713219 614 71**

Für einen beruhigenden Effekt - **314 713**

Gegen Würmer - **514617 81**

Für einen schleimlösenden Effekt - **319 613**

Für die Heilung von Wunden - **548 784**

Die **Methode des ewigen, gesunden und harmonischen Lebens** - **319 718516714**

Calamus draco - CALAMUS - 518 491 614 519 781

Die **Methode des Nichtsterbens - 548471 619318**

Die **Methode des Auferstehens - 594 781219 79**

In dieser Methode des Auferstehens muss man den Fakt betrachten, dass bei einer bestimmten Zellenzerstörung, zum Beispiel bei der Alterung des Körpers, in der Steuerung eine Auferstehung stattfindet – eine Reproduktion der Zellen. Aus diesem Grund stellt der Wiederaufbau durch die Auferstehung auf der Zellenebene im Körper selbst eine Substruktur der Methode des Nichtsterbens dar.

Die **Methode der Verjüngung - 314 713849 718**

Die **Methode der Regenerierung des Körpers - 648517219684**

Bei Blutungen - **49831831949**

Bei Wunden - **467489813**

Für eine beruhigende Wirkung - **549598694718**

Für einen tonisierenden Effekt - **59871229431**

Die **Methode des ewigen, gesunden und harmonischen Lebens - 39469871941**

Calendula officinalis - RINGELBLUME MEDIZINISCH - 498 718 519 461 714

Die **Methode des Nichtsterbens - 214513219618**

Die **Methode des Auferstehens - 314813894514**

Die **Methode der Verjüngung - 398539199481**

Die **Methode der Regenerierung des Körpers - 69431721947**

Bei schleppenden blutigen Hämorrhoiden - **49831621941**

Die **Methode des ewigen, gesunden und harmonischen Lebens**
- **649513894719**

Calystegia sepium - CALISTEGY - 514 318 714 489 516
Die **Methode des Nichtsterbens - 218713648518**
Die **Methode des Auferstehens - 914**
Die **Methode der Verjüngung - 513849516318**
Die **Methode der Regenerierung des Körpers - 1**
Für einen tonisierenden Effekt - **891 498371 64**
Für eine ernährende Wirkung - **594 718**
Für einen beruhigenden Effekt - **497 648397**
Für einen harntreibenden Effekt - **518 648714**
Für die Verstärkung des Knochengewebes - **319 48931651**
Für die Verstärkung der Sehnen - **894 897319 61**
Die **Methode des ewigen, gesunden und harmonischen Lebens**
- **519 617219 841**

Camelia japonica - KAMELIE JAPANISCH -
489 317 498 514 891
Die **Methode des Nichtsterbens - 494 895319 641**
Die **Methode des Auferstehens - 598 714319 718**
Die **Methode der Verjüngung - 649 814381 471**
Die **Methode der Regenerierung des Körpers - 649 472194 848**
Bei Bluthusten - **498 647519 71**
Bei Erbrechen mit Blut - **345 614**

Bei inneren Blutungen - **498 617894 178**

Bei Verbrennungen - **49854971389**

Bei Wunden - **446 71931951**

Als ein Beruhigungsmittel - **51931961951**

Für einen schleimlösenden Effekt - **319713819491**

Die **Methode des ewigen, gesunden und harmonischen Lebens - 614517**

Camelia thea - TEESTRAUCH - 549 318 894 174 918

Die **Methode des Nichtsterbens - 219491**

Die **Methode des Auferstehens - 2148 471**

Die **Methode der Verjüngung - 894 712318 641**

Die **Methode der Regenerierung des Körpers - 398 718549 641**

Bei Erkrankungen der Stimmbänder - **418 713**

Für die Verbesserung des Sehvermögens - **514 713**

Für die Verstärkung des Muskelsystems - **319 681**

Für die Verbesserung des Gedächtnis und des Denkvermögens - **498 313894 74**

Für die Verbesserung der Verdauung - **549 738**

Für die Normalisierung der Körpertemperatur - **319 648519 791**

Für die Normalisierung des Körpergewichts - **4951 498**

Für die Neutralisierung von Giften - **497 81**

Für die Entgiftung des Körpers - **498 713518 649**

Bei Epilepsie - **498 647213 81**

Bei Geschwüren im Mund - **349 718318 81**

Bei Geschwüren - **649 713**

Die Methode des ewigen, gesunden und harmonischen Lebens - 198 731894 1

In dieser Methode kann man unter Betrachtung der Steuerung auf der Ebene des Kollektivbewusstseins, die dem Teestrauch entspricht, sehen, dass in bestimmten Fällen die Methode des ewigen, gesunden und harmonischen Lebens auf der Ebene des Kollektivbewusstseins, die der Pflanze entspricht, aufgebaut werden kann und zwar praktisch im Informationsgrundvolumen. Da Tee sehr verbreitet ist, fördert die härteste Fixierung in dieser Phase des Kollektivbewusstseins die Realisierung des ewigen, gesunden und harmonischen Lebens.

Camphora officinarum (Laurus camphora, Lin. Cinna – momum camphora) - KAMPFERBAUM - 491 548 319 649 716

Die **Methode des Nichtsterbens - 218 49831748**

Die **Methode des Auferstehens - 219 714 1**

Die **Methode der Verjüngung - 364 718519 64**

Die **Methode der Regenerierung des Körpers - 394 18**

Für einen schweißtreibenden Effekt - **418 713**

Für einen windtreibenden Effekt - **518491**

Für eine beruhigende Wirkung - **491 81**

Gegen Würmer - **514516**

Gegen Rheuma - **314816**

Für die Vorbeugung der Schwitzneigung von Füßen - **714 814 71**

Für die Linderung von Zahnschmerzen - **319 418849 71**

Die **Methode des ewigen, gesunden und harmonischen Lebens** - **719 648514**

Canarium sp. - **CANARIUM** - **549 817 219 671 294**

Die **Methode des Nichtsterbens** - **49851649718**

Die **Methode des Auferstehens** - **519 674 894917 319 814**

Die **Methode der Verjüngung** - **219 719**

Die **Methode der Regenerierung des Körpers** - **634 848 71**

Bei Magen-Darm-Krankheiten - **491 719 81**

Für einen Entzündungshemmenden Effekt - **491 71**

Für eine antialkoholische Wirkung - **495 61**

Als Bindemittel - **498 713**

Für die Resorption zufällig geschluckter Fischgräten - **519 617**

Bei Magen-Darm-Störungen bei Kindern - **514 718**

Bei Ausschlag bei Kindern - **319 613**

Bei Herpes - **498 617219 718**

Für einen tonisierenden Effekt - **519 617**

Als ein allgemein stärkendes Mittel - **497 481219 617**

Die **Methode des ewigen, gesunden und harmonischen Lebens** - **714 819218 498**

Canavallia ensiformis - **KRIMOBONE SCHWERTFÖRMIG** - **649 571 218 399 416**

Die **Methode des Nichtsterbens** - **248471491**

Die **Methode des Auferstehens** - 619 713

Die **Methode der Verjüngung** - 21 648514

Die **Methode der Regenerierung des Körpers** - 348 394814

Für die Verbesserung der Verdauung - **498 713**

Für die Verstärkung von Nieren - **498 713 498 12**

Für einen tonisierenden Effekt - **4916 79 718**

Für die Regenerierung der Funktionen des Magen-Darm-Traktes - **481 671**

Nach einer schweren Krankheit - **481 791**

Die **Methode des ewigen, gesunden und harmonischen Lebens** - **648 749218 84**

Capsella bursa pastoris - HIRTENSÄCHSEL - 498 718 319 481 514

Die **Methode des Nichtsterbens** - 619317219 71

Die **Methode des Auferstehens** - 498 714

Die **Methode der Verjüngung** - 519 714

Die **Methode der Regenerierung des Körpers** - 518 614 918 12

Für die Regenerierung der Leber - **485 64871**

Für die Regenerierung des Magens - **319 714848**

Für die Regenerierung bei Magen-Darm-Störungen - **481 719518**

Für die Regenerierung von Augen im Fall der Augenentzündung - **319519 617**

Für die Verbesserung des Sehvermögens - **484 417**

Bei parasitären Würmern - **319 481**

Bei Dysentherie - **814 617**

Die **Methode des ewigen, gesunden und harmonischen Lebens** - **398519 614**

Capsicum annuum - PFEFFER ROT - 514 817 294 361 981

Die **Methode des Nichtsterbens** - **398 712**

Die **Methode des Auferstehens** - **494818**

Die **Methode der Verjüngung** - **291942 18**

Die **Methode der Regenerierung des Körpers** - **614894519718**

Für die Stimulierung der Verdauung - **49151941**

Für die Verbesserung der Stoffwechselprozesse des Körpers - **49181 81**

Für einen schweißtreibenden Effekt - **497 718**

Die **Methode des ewigen, gesunden und harmonischen Lebens** - **491 719819 614**

Carduus crispus - DISTEL - 481 217 298 549 317

Die **Methode des Nichtsterbens** - **294489712**

Die **Methode des Auferstehens** - **514 69851871**

Die **Methode der Verjüngung** - **368389719 12**

Die **Methode der Regenerierung des Körpers** - **219 64 913**

Bei Rheuma - **498519 48**

Bei Geschwüren - **493 471**

Die Methode des ewigen, gesunden und harmonischen Lebens - **519 618319 711**

Carex macrocephala - RIEDGRAS GROßKÖPFIG -
318 471 219 498 617

Die **Methode des Nichtsterbens** - 314513 81

Die **Methode des Auferstehens** - 594 713 814 1248

Die **Methode der Verjüngung** - 319 648895 641

Die **Methode der Regenerierung des Körpers** - 348 647894 713

Bei Erschöpfung - 314 713894 61

Für die Bekämpfung von Übelkeit - 318 647518

Bei Appetitlosigkeit, für die Normalisierung des Appetits - **481 46174881**

Bei großen physischen Körperbelastungen für die Regenerierung des Körpers - **481 471**

Die **Methode des ewigen, gesunden und harmonischen Lebens** - **496 718**

Carica papaya - PAPAYA - 819 314 598 671 891

Die **Methode des Nichtsterbens** - 493 6148941514

Die **Methode des Auferstehens** - 298 498 71

Die **Methode der Verjüngung** - 319 713894 748

Die **Methode der Regenerierung des Körpers** - 684 713894 71

Für eine allgemein stärkende Wirkung - 313 498 71

Die **Methode des ewigen, gesunden und harmonischen Lebens** - **398 671 498 781**

Carpesium abrotan oides - ERDKOHL - 514 981 319 479 816

Die **Methode des Nichtsterbens - 219314819517**

Die **Methode des Auferstehens - 498 614219 718**

Die **Methode der Verjüngung - 496 713814834**

Die **Methode der Regenerierung des Körpers - 514 617219 814**

Für einen stärkenden Effekt - **498514**

Für einen harntreibenden Effekt - **518516498 713**

Für einen schleimlösenden Effekt - **514489518487**

Für eine antihelminthologische Wirkung - **498 473894 47**

Für die Heilung von Wunden - **514564819 71**

Bei Scharbock - **495 718**

Gegen Würmer - **518 714**

Bei Malaria - **481 714**

Die **Methode des ewigen, gesunden und harmonischen Lebens - 485 718514 714**

Carthamus tinctorius - SAFFLORIT - 494 517 219 496 148

Die **Methode des Nichtsterbens - 294517894 19**

Die **Methode des Auferstehens - 895 74**

Die **Methode der Verjüngung - 219 647**

Die **Methode der Regenerierung des Körpers - 319 648**

Für eine stimulierende Wirkung - **514831 48**

Für einen beruhigenden Effekt - **48561481**

Für einen stärkenden Effekt - **514851**

Für die Normalisierung der Menstruation - **514814519**

Für einen exfoliierenden Effekt - **51931751831**

Als ein Abführmittel bei Verstopfungen - **34851354831**

Die **Methode des ewigen, gesunden und harmonischen Lebens** - **498 714814**

Caryophyllus aromaticus - NELKE - 319 714 894 516 718

Die **Methode des Nichtsterbens - 319 781**

Die **Methode des Auferstehens - 489 641**

Die **Methode der Verjüngung - 219 728**

Die **Methode der Regenerierung des Körpers - 498 713**

Bei der Methode der Regenerierung kann man folgende Reihe anwenden indem man sich diese Reihe im silbernen Licht vorstellt - **314 813 489 71**

Für einen stimulierenden Effekt - **519 617**

Für eine windtreibende Wirkung - **574 648**

Für einen neutralisierenden Effekt - **539798**

Für einen tonisierenden Effekt - **894574198491**

Gegen Würmer - **594713894371**

Bei Magenkrankheiten - **49831831981**

Bei Durchfall - **614517**

Bei Cholera - **54871937**

Bei Darmstörungen bei Kindern - **518568147**

Bei Gebärmutterblutungen - **964819317**

Bei Unfruchtbarkeit - **89451321971**

Bei Übelkeit und Erbrechen - **49381384**

© Г. П. Грабовой, 1998

Bei Polypen in der Nase - **898916 1**

Bei Geschwüren - **614317**

Bei Rissen an den Brustwarzen - **31851851971**

Bei Zahnkrankheiten - **498 17**

Bei Skorpionbissen - **493 61**

Bei übermäßigem Schwitzen - **848 71947**

Die **Methode des ewigen, gesunden und harmonischen Lebens** - **648 71**

Cassia mimosoides - KASSIENBAUM WEST - 594 318 497 584 547

Die **Methode des Nichtsterbens** - **614 1**

Die **Methode des Auferstehens** - – **918 749319 64**

Die **Methode der Verjüngung** - **298 71**

Die **Methode der Regenerierung des Körpers** - **648 749 71**

Bei Herpes - **219 614 78**

Bei Furunkeln - **319 649814**

Die **Methode des ewigen, gesunden und harmonischen Lebens** - **5980647181**

Castanea vulgaris - KASTANIE ECHT - 498 547 894 371 894

Die **Methode des Nichtsterbens** - **219 67**

Die **Methode des Auferstehens** - **497 81**

Die **Methode der Verjüngung** - **943 78**

Die **Methode der Regenerierung des Körpers** - **694 71 72 98**

Die **Methode des ewigen, gesunden und harmonischen Lebens** - **496 893 894 71**

Catalpa bungei (C. kaempferi) - ZIGARRENBAUM - 594 317 894 564 178

Die **Methode des Nichtsterbens** - **319 649**

Die **Methode des Auferstehens** - **598 731**

Die **Methode der Verjüngung** - **581 794 98**

Die **Methode der Regenerierung des Körpers** - **649 73849 78**

Gegen Würmer - **519 64**

Für die Stimulierung der Heilung von Geschwüren - **548319**

Für die Verkleinerung von Krebsgeschwüren - **318549316**

Für eine vollkommene Heilung von Krebsgeschwüren - **514219 64**

Bei Karbunkeln - **498 71**

Bei Tumoren - **894 71 78**

Bei Eitersäcken - **349 617 78**

Bei Hornhauttrübung - **149 64**

Bei Bronchitis - **319 78 49718416**

Bei Lungenblähung - **318 47194671**

Die **Methode des ewigen, gesunden und harmonischen Lebens** - **497 89219 64**

Cecrodendron fortunatum - TSEKRODENDRON - 218 531 491 647 819

Die **Methode des Nichtsterbens** - **21948 6**

Die **Methode des Auferstehens** - 91 74

Die **Methode der Verjüngung** - 219 4 71

Die **Methode der Regenerierung des Körpers** - 64981351471

Für die Verbesserung des Sehvermögens - **54831971**

Für die Beruhigung der Nerven - **549 71 49**

Für einen harntreibenden Effekt - **54968 7**

Für die Verringerung von Schläfrigkeit - **491 49 719798**

Die **Methode des ewigen, gesunden und harmonischen Lebens** - **534 78198 64**

Cedrela sinensis - CEDRELENHOLZ CHINESISCH - **184 916 394 178 191**

Die **Methode des Nichtsterbens** - **684 71 198**

Die **Methode des Auferstehens** - **219841**

Die **Methode der Verjüngung** - **549317218479**

Die **Methode der Regenerierung des Körpers** - **648 71914218**

Für eine windtreibende Wirkung - **814 71**

Für einen neutralisierenden Effekt - **514814718 2**

Bei Haarausfall - **614219 71**

Bei Darmstörungen - **56481 4**

Bei Menorrhagie - **548 49198 41**

Bei Blutungen bei der Geburt - **164 78**

Bei Gonorrhöe - **614 71**

Bei Augenkrankheiten - **198 78**

Die **Methode des ewigen, gesunden und harmonischen Lebens**

- 391491 1

Celosia argentea - HAHNENKAMM SILBER - 891 416 317 548 194

Die **Methode des Nichtsterbens - 841 198471**

Die **Methode des Auferstehens - 194 71 2 47**

Die **Methode der Verjüngung - 468 79 89 71**

Die **Methode der Regenerierung des Körpers - 619 81498 89**

Für die Regenerierung bei Wunden - **49184**

Für die Regenerierung bei Offenwunden - **461398**

Bei Hautreiz - **614 78**

Bei Pest - **314 71**

Für eine entzündungshemmende Wirkung - **549614**

Gegen Würmer - **514854**

Für die Heilung von Wunden - **614 71**

Für einen tonisierenden Effekt - **648 78**

Bei Nasenblutungen - **643148**

Bei Augenkrankheiten - **649 71**

Die **Methode des ewigen, gesunden und harmonischen Lebens - 497 89**

Celosia cristata - HAHNENKAMM KAMMARTIG - 218 491 794 564 191

Die **Methode des Nichtsterbens - 249517**

Die **Methode des Auferstehens - 314854**

Die **Methode der Verjüngung - 298471**

Die **Methode der Regenerierung des Körpers - 648319 71**

Bei Blutkrankheiten - **648517**

Bei Blutungen - **814 71 78**

Bei Hämorrhoiden - **649 67714**

Bei Menorrhagie - **194397 78 64**

Die **Methode des ewigen, gesunden und harmonischen Lebens - 419 71**

Celtis sp. - ZÜRGELBAUM - 418 479 594 316 481

Die **Methode des Nichtsterbens - 189641**

Die **Methode des Auferstehens - 59471384**

Die **Methode der Verjüngung - 219471**

Die **Methode der Regenerierung des Körpers - 594291719481**

Bei dieser Methode ist es effektiv, den Impuls von allen Pflanzen Zürgelbaum, die auf dem Planeten bekannt sind, anzuwenden, um die Regenerierung des Körpers zu erreichen.

Die **Methode des ewigen, gesunden und harmonischen Lebens - 748513948149**

Cercis chinensis – KÜCHENBAUM - 491 318 549 671 894

Die **Methode des Nichtsterbens - 21494**

Die **Methode des Auferstehens - 513818**

Die **Methode der Verjüngung - 479317**

Die **Methode der Regenerierung des Körpers - 648 71**

Bei Krankheiten der Harnblase - **319 64**

Bei Biss von einem tollwütigen Hund - **498 71 918 49**

Für die Austreibung verschiedener Parasiten aus dem Körper - **489549 71**

Bei Blutungen bei der Geburt - **619 71**

Bei Hämorrhoiden - **819 79**

Die **Methode des ewigen, gesunden und harmonischen Lebens** - **619 78**

Chamaerops excelsa - PALME HAMEROPS - 418 471 319 694 518

Die **Methode des Nichtsterbens** - **648149**

Die **Methode des Auferstehens** - **497518**

Die **Methode der Verjüngung** - **21949**

Die **Methode der Regenerierung des Körpers** - **641 71**

Bei Dysentherie - **64851731**

Bei Blutungen - **819 64**

Die **Methode des ewigen, gesunden und harmonischen Lebens** - **718 74918 94**

Chavica betel - BETEL - 318 471 219 648 517

Die **Methode des Nichtsterbens** - **948711**

Die **Methode des Auferstehens** - **64854918**

Die **Methode der Verjüngung** - **589742**

Die **Methode der Regenerierung des Körpers** - **319 64 18**

Für einen wind treibenden Effekt - **51941**

Für einen stimulierenden Effekt - **516 71**

Für eine allgemein prophylaktische Wirkung - **549 78**

Gegen Malaria - **614517**

Bei Schnittwunden - **48971**

Bei äußeren Schwellungen - **21967**

Bei Hautverletzungen mit Juckreiz - **491489**

Bei vergrößerten Halsmandeln - **519 61**

Die **Methode des ewigen, gesunden und harmonischen Lebens - 798 91**

Chavica roxburghii - **PFEFFER LANGGESTIELT - 148 475 319 649 181**

Die **Methode des Nichtsterbens - 219 71**

Die **Methode des Auferstehens - 948 78**

Die **Methode der Verjüngung - 291 8**

Die **Methode der Regenerierung des Körpers - 648 78148 99181 9**

Für einen stimulierenden Effekt - **51481**

Für einen tonisierenden Effekt - **518 64**

Für die Verbesserung der Verdauung - **548 74**

Bei Krankheiten der Innenorgane - **54849**

Bei Nierenkrankheiten - **48 9**

Bei Krankheiten des Urogenitalsystems - **491 78**

Bei Unfruchtbarkeit - **497 71**

Die **Methode des ewigen, gesunden und harmonischen Lebens**
- **498 79**

Chenopodium album - GÄNSEFUß WEIß -
416 489 518 748 541
Die **Methode des Nichtsterbens - 218 91648 7**
Die **Methode des Auferstehens - 549 71**
Die **Methode der Verjüngung - 219 78**
Die **Methode der Regenerierung des Körpers - 649 81 91 2 1 94**
Bei Insektenstichen - **498 61**
Bei Sonnensprossen - **471 89 98**
Bei Sonnenbrand - **478 74**
Gegen Würmer - **491489 1**
Die **Methode des ewigen, gesunden und harmonischen Lebens**
- **497 89 64**

Chimonanthus fragrans - CHYMONANTUS -
198 541 294 316 518
Die **Methode des Nichtsterbens - 691498**
Die **Methode des Auferstehens - 594318718**
Die **Methode der Verjüngung - 293194**
Die **Methode der Regenerierung des Körpers - 598641219478**
Für einen fiebersenkenden Effekt - **481 98**
Die **Methode des ewigen, gesunden und harmonischen Lebens**
- **491319619 71**

Chloranthus serratus - CHLORANTUS - 184 416 489 798 147

Die **Methode des Nichtsterbens** - 216514

Die **Methode des Auferstehens** - 316498 71

Die **Methode der Verjüngung** - 218 47317

Die **Methode der Regenerierung des Körpers** - 498 61 98

Bei parasitären Hautkrankheiten - **49831947**

Bei infizierten Geschwüren und Wunden - **47964981**

Für die Austreibung von Würmern - **61949 61**

Die **Methode des ewigen, gesunden und harmonischen Lebens** - **894 71**

Chrysanthemum coronarium - GÄNSEBLUME - 814 948 518 471 218

Die **Methode des Nichtsterbens** - **649181**

Die **Methode des Auferstehens** - **519317 618 798 64**

Die **Methode der Verjüngung** - **219 78319 77**

Die **Methode der Regenerierung des Körpers** - **1019048541 98**

Für die Verbesserung der Verdauung - **498514 71**

Für einen allgemein stärkenden Effekt - **514 81**

Die **Methode des ewigen, gesunden und harmonischen Lebens** - **495319718**

Chrysanthemum sinense - CHRYSANTHEME CHINESISCH - **594 164 819 317 549**

Die **Methode des Nichtsterbens** - **219 64 78541**

Die **Methode des Auferstehens** - **918 49 91 98**

Die **Methode der Verjüngung** - **219 47298 67**

Die **Methode der Regenerierung des Körpers** - **548 78 94 71**

Für die Blutreinigung - **519 89**

Für die Verbesserung des Blutkreislaufs - **619491 79**

Für einen allgemein stärkenden Effekt - **594 89 49 71**

Bei Erkältung - **479 61**

Bei Kopfschmerzen - **619 94**

Bei Augenentzündung - **648 78**

Bei Haarausfall - **491519619**

Für die Normalisierung der Haarfarbe im Fall des Haarergrauens - **49819431947**

Bei Verdauungsstörungen - **648519 71**

Bei Gefäß- und Nervenkrankheiten - **614 89 78**

Für Aufrecherhaltung und Regenerierung der lebenswichtigen Funktionen des Körpers - **49451381941**

Beim „Überfälligsein" - **614518**

Gegen Krebs - **491647**

Bei vergrößerten Halsmandeln - **748598**

Für eine antialkoholische Wirkung - **54831864**

Die **Methode des ewigen, gesunden und harmonischen Lebens** - **519 64894 18**

Cichorium sp. - CHICOREE - 149 514 218 549 617

Die **Methode des Nichtsterbens** - **219 64 84 18**

Die **Methode des Auferstehens** - **514 78 1**
Die **Methode der Verjüngung** - **219 78 94 6**
Die **Methode der Regenerierung des Körpers** - **784 6 18**
Die **Methode des ewigen, gesunden und harmonischen Lebens**
- **498 21 74**

Cinchona - CHININBAUM - 514 891 218 496 149
Die **Methode des Nichtsterbens** - **64831451981**
Die **Methode des Auferstehens** - **518 41**
Die **Methode der Verjüngung** - **718 49 81741**
Die **Methode der Regenerierung des Körpers** - **698 38 41**
Für eine antialkoholische Wirkung - **489 64 8**
Die **Methode des ewigen, gesunden und harmonischen Lebens**
- **684 78**

Cinnamomum cassia - ZIMT (ZIMT KASSIA) –
414 864 519 648 716
Die **Methode des Nichtsterbens** - **491893**
Die **Methode des Auferstehens** - **198641**
Die **Methode der Verjüngung** - **398541 64 78498**
Die **Methode der Regenerierung des Körpers** - **649 71219 4**
Für die Regenerierung des Magen-Darm-Traktes - **498318514 1**
Für einen stimulierenden Effekt - **481 6**
Für einen windtreibenden Effekt - **49641**
Für eine bindende Wirkung - **519 7**

Für einen beruhigenden Effekt - **218 94 8**

Für einen tonisierenden Effekt - **471 6**

Bei Koliken - **4984719**

Bei übermäßigem Schwitzen - **618 71**

Bei Komplikationen nach der Geburt - **491 78**

Bei Wehenhemmung - **149 6 98**

Bei Schlangenbissen - **194 64 8**

Für die Verbesserung des Hautbildes und das Verleihen eines gesunden und jungen Aussehens - **491819417**

Den Zimt kann man als ein Element betrachten, das in Kombination mit anderen Mitteln die Bedingungen für ein ewiges Leben schafft.

Die **Methode des ewigen, gesunden und harmonischen Lebens** – **489513819471**

In einem chinesischen Werk heißt es, dass wenn der Mensch Zimt in Kombination mit Ahornblatt acht Jahre hintereinander einnimmt, erlangt er die Fähigkeit, auf dem Wasser zu laufen, jung zu bleiben und ewig zu leben. In diesem Fall kann man unter Nutzung der Zahlenkonzentrationen die Steuerung ausführen, die aus den materiellen Systemen, die in dem chinesischen Werk beschrieben sind, zum Beispiel das System des ewigen Lebens ins System der Konzentrationen durch das Bewusstsein transformiert.

Citrullus vulgaris - WASSERMELONE - 948 547 219 649 517
Die **Methode des Nichtsterbens - 21864719 98**

Die **Methode des Auferstehens** - 394 68 71

Die **Methode der Verjüngung** - 219 8316 4

Bei der Realisierung der Steuerung in der Substruktur der Wassermelone muss man berücksichtigen, dass für eine effektivere und schnellere Verjüngung meistens eine Schaffung ruhiger Bedingungen für die Vermittlung der Verjüngungsinformation an die Zellenebene, an den ganzen Körper benötigt wird. Im Bezug auf die Konzentration auf die Zahlen, die der Wassermelone entsprechen, kann man sehen, dass dies sichergestellt wird und jeder Gedanke bis zur seiner Realisierung geführt wird. Somit wird die Verjüngung beschleunigt.

Die **Methode der Regenerierung des Körpers** - 498 64719 8

Für Linderung von Husten - **498 71**

Für die Regenerierung des Körpers bei Entzündung der Atemwege - **619 7**

Für die Förderung der Verdauung - **519 64 74 8**

Für die Regenerierung der Kehle - **819 64 71**

Für die Regenerierung des Verdauungstraktes - **51431981941**

Für die Regenerierung der Mundhöhle bei Vorhandensein von Geschwüren - **498 64 71**

Die **Methode des ewigen, gesunden und harmonischen Lebens** - **519 84 6471**

Citrus sp. - CITRONE - 184 596 491 384 561

Die **Methode des Nichtsterbens** - **218491**

Die **Methode des Auferstehens** - **51479121898**

Die **Methode der Verjüngung** - **234154841459 61 89**

In dieser Methode kann man sehen, dass durch die Beschleunigung der Steuerung des Nichtsterbens, Auferstehens, der Verjüngung man merken kann, dass das Wissen nicht nur anhand proportionaler Größenordnung – durch einfache Ansammlung von Wissensmengen – zunimmt, sondern auch durch eine spezielle, phänomenale Weise – wenn Sie sofort einen Zugang zum gewünschten Wissen bekommen. Aus dem Grund, wenn Sie sich die Methoden aneignen, können Sie zunächst die wählen, die Sie am schnellsten realisieren können, und dann die anderen Reihen anwenden, die wahrscheinlich mehr Zeit zum Erlernen fordern.

Die **Methode der Regenerierung des Körpers** - **68451351481**

Für die Regenerierung der Bronchien - **194513**

Für einen schleimlösenden Effekt - **4818541**

Für die Regenerierung des Magen-Darm-Traktes - **47 8941**

Für eine stimulierenden Wirkung - **51948147**

Für eine krampflösende Wirkung - **461 81 64**

Für einen entzündungshemmenden Effekt - **48319647**

Bei Erschöpfung - **8945196419**

Bei Atemnot bei älteren Menschen - **618317 49**

Bei Vergiftung mit Fisch und Krebsen - **648519 61**

Bei Brustkrebs - **48531861**

Für eine windtreibende Wirkung - **49851647831**

Bei Übelkeit - **493 71**

Bei Störungen der Organe des Urogenitalsystems - **48541**

Bei Krampfaderbruch - **48131941**

Bei Menstruationsstörungen - **48121947**

Bei Geschwüren - **61431948**

Bei Krebsgeschwüren - **31948516 81**

Die **Methode des ewigen, gesunden und harmonischen Lebens - 21906481**

Clausena wampi - CLAUSEN - 481 219 648 549 171

Die **Methode des Nichtsterbens - 491519 61**

Die **Methode des Auferstehens - 491219 64**

Die **Methode der Verjüngung - 289481 98**

Die **Methode der Regenerierung des Körpers - 648 71218 79**

Für die Verbesserung der Funktion des Verdauungstraktes - **49151931751**

Gegen Würmer - **81454519489**

Die **Methode des ewigen, gesunden und harmonischen Lebens - 51456831971**

Clematis graveolens - WALDREBE WOHLRIECHEND - 318 491 219 648 541

Die **Methode des Nichtsterbens - 218 81219 64**

Die **Methode des Auferstehens - 491 89319 8**

Die **Methode der Verjüngung - 318641 89 71**

Die **Methode der Regenerierung des Körpers - 749 89698 71**

Bei Halskrankheiten - **498 61**

Nach Schlangenbissen - **419 7**

Nach Hundebissen - **3498 79**

Bei Halsblutungen - **691493**

Bei Magenblutungen - **498561**

Die **Methode des ewigen, gesunden und harmonischen Lebens** - **49121971947**

Clematis minor - WALDREBE KLEIN - 316 518 349 361 498

Die **Methode des Nichtsterbens** - **214 61 891**

Die **Methode des Auferstehens** - **498 79 68**

Die **Methode der Verjüngung** - **219 64 71**

Die **Methode der Regenerierung des Körpers** - **914 78 648**

Gegen Malaria - **498 71**

Für einen harntreibenden Effekt - **948 98 71**

Gegen Rheuma - **491 68 1**

Bei Verstopfung - **498619 7**

Gegen Erkältung - **48961947**

Die **Methode des ewigen, gesunden und harmonischen Lebens** - **498 61 98 8**

C. paniculata - WALDREBE RISPIG - 319 481 589 674 218

Die **Methode des Nichtsterbens** - **491516**

Die **Methode des Auferstehens** - **498 71**

Die **Methode der Verjüngung** - **518 74 84**

Die **Methode der Regenerierung des Körpers** - 614 78 91

Für die Regenerierung des Körpers bei Skrofel bei Kindern - **48951948**

Bei Vergiftung - **49851**

Bei Hornhauttrübung - **849614**

Die **Methode des ewigen, gesunden und harmonischen Lebens** - **519 49 67**

Cnicus japonicus - **BITTERDISTEL JAPANISCH** - **218 471 849 216 218**

Die **Methode des Nichtsterbens** - **249371849**

Die **Methode des Auferstehens** - **284 498 719 1**

Die **Methode der Verjüngung** - **481 494 47**

Die **Methode der Regenerierung des Körpers** - **471 496 894 897**

Bei Notwendigkeit der Blutregenerierung - **498 819 71**

Bei Blutungen - **461 719 81**

Bei Wunden - **479 89 1**

Bei Bissen von Giftkriechtieren - **481 49 61**

Bei Insektenstichen - **891 79 48**

Für einen tonisierenden Effekt - **519 89 41 1**

Für einen fiebersenkenden Effekt - **489 91 81**

Die **Methode des ewigen, gesunden und harmonischen Lebens** - **594 898 917 18**

Cnicus nipponicus - BITTERDISTEL NIPPON -

591 498 714 618 819

Die **Methode des Nichtsterbens** - 519314 81

Die **Methode des Auferstehens** - 219 94

Die **Methode der Verjüngung** - 419 81 7

Die **Methode der Regenerierung des Körpers** - 619 49 48 71

Für die Normalisierung der Funktion des Bronchien-Lungensystems - **519 81 491**

Für die Normalisierung des Blutbildes - **519 49 81**

Bei hämerrhoidalem Tophus - **491 894 718 498**

Die **Methode des ewigen, gesunden und harmonischen Lebens** - 619 718 914

Cnicus spicatus – BITTERDISTEL RAUHHAARIG –

514 491 898 417 214

Die **Methode des Nichtsterbens** - 218 49

Die **Methode des Auferstehens** - 471 84 98

Die **Methode der Verjüngung** - 471 894 641

Die **Methode der Regenerierung des Körpers** - 541 848 649 719

Für eine Zunahme des Körpergewichts - **548 49 197**

Bei Menstruationsstörungen - **548 479 719 49**

Bei Gebärmutterreiz - **648 794 714 89**

Bei Blutungen - **681 949 61**

Als ein harntreibendes Mittel - **546 719 81**

Bei Schuppenflechte - **894 398 719**

Die **Methode des ewigen, gesunden und harmonischen Lebens** - **491 471 894 17**

Selinum monnieri – **SILGE** – **548 641 719 612 417**

Die **Methode des Nichtsterbens** - **214 467 894 61**

Die **Methode des Auferstehens** - **581 297 498 61**

Die **Methode der Verjüngung** - **691 798 894**

Die **Methode der Regenerierung des Körpers** - **549 697 718**

Für die Normalisierung der Nierenfunktion - **451 894 648 1**

Als Aphrodisiakum - **483 41**

Gegen Rheuma - **498 846 719**

Für einen beruhigenden Effekt - **598 648**

Für eine bindende Wirkung - **391 784191**

Für die Heilung von Wunden - **581 496 897**

Für einen exfoliierenden Effekt - **549 731 681 391**

Bei Mastdarmvorfall - **314 894 714**

Bei Furunkeln - **594 647 714**

Bei Eiterwunden - **584 719 784**

Bei leprösen Wunden - **419 747 891**

Die **Methode des ewigen, gesunden und harmonischen Lebens** - **491 647 894 917**

Cocculus - **COLOMBO** - **519 471 894 712 641**

Die **Methode des Nichtsterbens** - **218 497 891 49**

Die **Methode des Auferstehens** - **549 748 491**

Die **Methode der Verjüngung** - 218 671 494 61

Die **Methode der Regenerierung des Körpers** - 594 841 217 81

Bei Temperaturerhöhung - **494 891 61**

Bei Wassersucht - **514 471 67**

Bei Rheuma - **598 649 71**

Bei Lungenkrankheiten - **594 781 78**

Für einen harntreibenden Effekt **548 671 81**

Bei Cholera - **348 617 819 94 1**

Bei Lingenblutungen - **497 698 71**

Bei Mastdarmvorfall - **491 649 718 19**

Die **Methode des ewigen, gesunden und harmonischen Lebens** - **691 497 894 718**

Cocos nucifera - KOKOS - **217 491 849 161 914**

Die **Methode des Nichtsterbens** - **278 917**

Die **Methode des Auferstehens** - **419**

Die **Methode der Verjüngung** - **218471**

Die **Methode der Regenerierung des Körpers** - **64951**

Für die Gewichtsnormalisierung - **514 819 64**

Bei Erschöpfung - **498 497 481 1**

Bei Tuberkulose - **894 647 914 8**

Bei Syphilis zweiter oder dritter Stufe - **519 497 894 647 89**

Für die Heilung von Brand- und Eiterwunden - **549 894 718 98**

Für die Heilung von Geschwüren und Karbunkeln - **548 94 87**

Die **Methode des ewigen, gesunden und harmonischen Lebens**

- 674 98 71

Coix lacrima – ROSENKRANZ - PERLE - 198 714 217 842 614
Die **Methode des Nichtsterbens** - 219 714 318 714
Die **Methode des Auferstehens** - 549 471 819
Die **Methode der Verjüngung** - 589 498 71
Die **Methode der Regenerierung des Körpers** - 619 718 914 971
Für eine beruhigende Wirkung - **514 817 417**
Für die Normalisierung der Körpertemperatur - **498 481 617 819**
Gegen Würmer - **714 817 91**
Bei Störungen des Harntraktes - **519 497 864**
Bei Rheuma - **945 647 81**
Für die Normalisierung des Hautbildes - **549 648 71**
Die **Methode des ewigen, gesunden und harmonischen Lebens** - 548 713 914 81

Colocasia sp. - KOLOKASIE - 591 648 714 818 917
Die **Methode des Nichtsterbens** - 214 947 819
Die **Methode des Auferstehens** - 598 647 297
Die **Methode der Verjüngung** - 598 614 978 11
Die **Methode der Regenerierung des Körpers** - 518 617 318 61
Für die Verbesserung der Verdauung - **214 917 81**
Bei Blähungen - **814 647 81**
Bei Verdauungsstörungen bei Schwangeren - **218 649 71**
Zum Entlausen - **394 288 713**

Bei Insektenstichen - **389 496 671 8**

Bei Vergiftung - **493 218 718**

Die **Methode des ewigen, gesunden und harmonischen Lebens** - **498 713 894 71**

Während der Arbeit mit dieser Methode muss man berücksichtigen, dass die konkreten Fälle, die in der Methode der Regenerierung des Körpers betrachtet werden, auf den spezifischen Fähigkeiten der Pflanze aufgebaut sind. Deswegen muss man bestimmte Übergangsräume über diese Reihe, die als individuelle Reihen ins System des Kollektivbewusstseins eingeführt worden sind, bauen können: die privaten Konzentrationen sind gerade die Ebenen des Kollektivbewusstseins, die aus der Sicht der Wirkung der Pflanze als solcher als anerkannt gelten. Und bei dem Übergang ins System des Kollektivbewusstseins durch private Steuerungssysteme kann man die Methode des ewigen, gesunden und harmonischen Lebens auf das ganze Kollektivbewusstsein verbreiten. Und somit die Information über das ewige, gesunde und harmonische Leben an alle Menschen vermitteln und einen entsprechenden Effekt zurück bekommen, der die Realisierung Ihres persönlichen ewigen, gesunden und harmonischen Lebens fördern wird. Dabei muss man berücksichtigen, dass viele Steuerungen in Privatfällen genau so angegeben sind, wie sie in einer gewöhnlichen Variante der Problemdarstellung klingen. Aus diesem Grund steht der Darstellungsstil selbst der am meisten verallgemeinerten Phase des Kollektivbewusstseins nah. Zum Beispiel ist ein Satz für die

Verbesserung der Verdauung im Großen und Ganzen ein gängiger Satz, der eine Eigenschaft zwischenmenschlicher Beziehungen, die die Verdauung verbessert, kennzeichnet. Dabei wird die Diagnose nicht konkretisiert, was ermöglicht ausgerechnet die Phase des Kollektivbewusstseins für eine noch mehr verallgemeinerte Steuerung zu erweitern, das bedeutet, mithin auch für eine mächtige Steuerung.

Dabei erlauben die mehr konkreten Diagnosen, die in den Orthodox – Medizinsystemen üblich sind, auch auf die Ebene des Kollektivbewusstseins überzugehen. Dabei wird meistens die Phase benutzt, die einem spezifischen Bildungsniveau entspricht.

Commelyna polygama – TRADESCANTIA MEHRHAUS – 519 618 491 819 817

Die **Methode des Nichtsterbens - 298 619**

Die **Methode des Auferstehens - 319 817**

Die **Methode der Verjüngung - 894 497**

Die **Methode der Regenerierung des Körpers - 894 497**

Für eine beruhigende Wirkung - **489 719 61**

Für einen harntreibenden Effekt - **519 318 61**

Bei Fieber - **498 713 891 91**

Bei Dysentherie - **698 718 64**

Bei Darmverschluss - **497 893 478**

Bei Harnlassenstörungen - **361 718 49**

Bei Eitersäcken und Furunkeln - **513 486 71**

Bei Abszessen - **849 64 71**
Bei Bissen - **498 719 617 81**
Beim Überfälligsein - **694 718 79**

Die **Methode des ewigen, gesunden und harmonischen Lebens** - **698 714 894 713**

In dieser Methode muss man für einen schnelleren Übergang in die Phase des Kollektivbewusstseins und des Verbreitens der Information über das ewige, gesunde und harmonische Leben an alle Menschen die Ebene des Übergangs über die Methode der Regenerierung des Körpers betrachten, wobei man die Konzentration, die der Formulierung „bei Fieber" entspricht, in die Konzentration für einen fiebersenkenden Effekt übertragen kann. Mit anderen Worten, dieselbe Reihe wird mit einer anderen Formulierung angewendet und hat im Wesentlichen dieselbe Bedeutung. Dabei sehen Sie, dass wenn verschiedene Wortsysteme mit einer Reihe arbeiten, entsteht daraus eine erweiterte Wirkung des Verbreitens der Information im Kollektivbewusstsein, die darauf basiert, dass eine größere Wortmenge eine größere Informationsmenge erzeugt.

Demzufolge kann man sowohl gängige alltägliche Begriffe als auch Fachbegriffe anwenden, die den Begriffen der Orthodoxmedizin nah stehen, oder man kann einfach zum Beispiel die in der Orthodoxmedizin gebräuchliche Terminologie neben der Terminologie, die in einer volkstümlichen Variante der Beschreibung eines Zustandes oder einer Krankheit benutzt werden, anwenden.

Hier muss man berücksichtigen, dass ausgerechnet eine einfache

Beschreibung der Eigenschaften der Pflanze, die der Mensch auch noch visuell wahrnimmt, der Variante der alltäglichen Beschreibung und Anwendung der Pflanze zum Beispiel für die Normalisierung des Körpers am nächsten steht. Ebenso entsprechend für den Aufbau und das Sicherstellen der Ereignisse des ewigen, gesunden und harmonischen Lebens des Menschen.

Conioselinum univittatum – SCHIERLING –
491 478 849 618 918
Die **Methode des Nichtsterbens - 471 468 91**
Die **Methode des Auferstehens - 549 478 98**
Die **Methode der Verjüngung - 931 648 81**
Die **Methode der Regenerierung des Körpers - 598 485 717 89**
Bei Erkältung - **948 619 79**
Bei Anämie - **894 697 98**
Bei Gebärmutterblutungen - **831 488 91**
Bei Plazentarückstand - **894 713 85**
Bei Erschöpfung - **849 713 891**
Bei Krankheiten aller Art - **318 934 891**
Bei Zahnschmerzen - **313 498 84**
Bei Kopfschmerzen - **348 813 48**
Bei Bluthusten - **461 478 81**
Bei Tuberkulose - **314 84**
Bei Rheuma - **647 898**
Bei geschwollener Backe - **394 647**

Bei Kropf - **893 647**

Bei Durchfall - **384 48 71**

Bei Dysentherie - **513 848 61**

Für eine kosmetische Wirkung - **548 61 71**

Die **Methode des ewigen, gesunden und harmonischen Lebens - 498 74 89**

Für den Übergang auf die Ebene des Kollektivbewusstseins über die Reihen, die in der Methode der Regenerierung des Körpers angegeben sind und der Pflanze Conioselinum univittatum (SCHIERLING) entsprechen, kann man die Reihe betrachten, die folgenden Formulierungen entspricht: bei Erschöpfung und Krankheiten aller art. In diesem Fall wird eine Steuerung durchgeführt, die sich auf keine spezielle Weise auf keine konkreten Situationen und konkreten Organe, Informationsbereiche bezieht. Die Steuerung wird auf ziemlich verallgemeinerten Systemen, die im Großen und Ganzen einen Zustand kennzeichnen, durchgeführt. Und dabei wird dieser Zustand auf der Geistigen Ebene ziemlich deutlich wahrgenommen – als etwas Konkretes. Diese konkrete Situation, die mit der Möglichkeit des Geistes, die Steuerungsposition für den ewigen, gesunden und harmonischen Lebensstil deutlich zu diagnostizieren, verbunden ist, ist sehr wichtig dafür, dass man diesen Zustand des Geistes fixiert und einprägt, und in Zukunft – sich auf diesen Zustand stützend - sein eigenes sowie anderer Menschen und aller Lebewesen ewige, gesunde und harmonische Leben zu realisieren. Deswegen ist es hier wichtig zu betrachten, dass ausgerechnet die Anschauung von Pflanzen eine gewisse Beständigkeit auf der geistigen Ebene verleiht, da Pflanzen statisch sind und ihre Entwicklung der Prognose unterliegt, die man unter normalen Haltungsbedingungen der Pflanze in der Umwelt stellen kann. Somit erlauben verallgemeinerte Begriffe auf absolut private Fälle zu übergehen. Mit anderen Worten, wenn Ihnen bereits eine Diagnose gestellt worden ist oder Sie konkrete gesundheitliche Probleme haben, können Sie im Hintergrund dieser Zahlenreihen durch ihre Kombination – sogar im Rahmen einer Pflanze – praktisch einen Regenerierungszyklus für den ganzen Körper bekommen, in dem die Verlängerung im Bezug auf die Steuerung der Zukunft für Ihren Körper inbegriffen ist. Da die Steuerungsphase der Pflanze dadurch verstärkt ist, dass sie ein statisches Bild im Raum haben und gezwungen sind, die Zukunft viel länger zu erarbeiten, als derjenige braucht, der sich bewegen kann – wenn man so eine Struktur wie eine Reaktion der Substanz betrachtet, die dem Bewusstsein des Menschen ähnelt. All das gehört zu einem wichtigen Kennwert, der es ermöglicht, unter Nutzung der Pflanzeneigenschaften bereits jetzt ein ewiges, gesundes und harmonisches Leben in Zukunft für Sie und alle anderen Menschen anzulegen.

In dieser Steuerung muss man ebenso beachten, dass in der Methode der Regenerierung des Körpers für eine kosmetische Wirkung die Reihe angegeben ist, die eine verallgemeinerte Steuerungsstruktur hat, da ein gutes Aussehen – sprich gutes Gesicht, guter Körper, gute Haut – den Grund auf eine rückwirkende Weise beeinflussen, dadurch entsteht die Normalisierung, die ausgerechnet für eine ewiges, gesundes und harmonisches Leben nötig ist. Sie wirkt unmittelbar durch die Gewebeebene, und dadurch wird eine entsprechende Normalisierung gefördert. Aus diesem Grund muss man ausgerechnet in den Technologien des ewigen, gesunden und harmonischen Lebens beachten, dass ein scheinbar verallgemeinerter Kennwert – so einer wie für eine kosmetische Wirkung – im Kern ein mächtiges Steuerungssystem ist, das im Großen und Ganzen die Körperfunktion organisiert, die auf das Sicherstellen des ewigen, gesunden und harmonischen Lebens ausgerichtet ist.

**Conocephalus conica – KONOCEFALUS KONICA –
181 417 214 417 814**
Die **Methode des Nichtsterbens - 831 489 12**
Die **Methode des Auferstehens - 471 497 81**
Die **Methode der Verjüngung - 214 893 71**
Die **Methode der Regenerierung des Körpers - 514 847 471 84**
Die **Methode des ewigen, gesunden und harmonischen Lebens
- 471 848 473 481**

**Conocephalus konyak – KONOCEFALUS KONJAK –
514 318 471 849 814**
Die **Methode des Nichtsterbens - 491 718 491**
Die **Methode des Auferstehens - 485 471 819**
Die **Methode der Verjüngung - 478 471 491**

Die **Methode der Regenerierung des Körpers - 548 647 841**
Bei Krebs - **491 831 89**
Bei lang unheilbaren Geschwüren - **451 831 641 71**
Bei Hauttuberkulöse - **518 617 849 71**
Die **Methode des ewigen, gesunden und harmonischen Lebens - 318 647 317 81**

Die Pflanze Conocephalus konyak (Konocefalus Konjak) an sich ist eine Pflanze, die für den Körper auf einem bestimmten Niveau giftig sein kann. Deswegen kann man in der Methode des ewigen, gesunden und harmonischen Lebens das Steuerungsprinzip realisieren, das auf die Weise die Information transformiert, bei der sich eine für den Körper ungünstige Handlung, die bereits auf der physischen Ebene existiert, durch die Steuerung in eine günstige Handlung umwandelt, die bei komplizierten, unter anderem auch bei schwerheilbaren Krankheiten von Nutzen sein kann.

Dieses Prinzip als Ganzes macht es möglich, jede negative Information, die von physischen und unter anderem auch informativen Objekten ausgeht, in das System zu transformieren, das das ewige, gesunde und harmonische Leben sicherstellt. Praktisch ist es am Beispiel der konkreten Pflanze Konocefalus Konjak zu beobachten, die für die regenerierende Wirkung angewendet wird, dabei zählt sie zu den giftigen Pflanzen.

Convolvulus – WINDE – 491 847 319 849 614
Die **Methode des Nichtsterbens - 219 618 719 71**

Die **Methode des Auferstehens** - 694 713 813 41
Die **Methode der Verjüngung** - 217 249 718 64
Die **Methode der Regenerierung des Körpers** - 214 618 713 81
Die **Methode des ewigen, gesunden und harmonischen Lebens** - 318 497 831 71

Coptis teeta – COPTIS – 219 471 421 681 719
Die **Methode des Nichtsterbens** - 319 498 81
Die **Methode des Auferstehens** - 218 481 719
Die **Methode der Verjüngung** - 249 617 218
Die **Methode der Regenerierung des Körpers** - 749 813 498
Bei Augenentzündung - **498 713 619 81**
Als pektorales Mittel - **318 649 71**
Bei Fieber - **218 647 931**
Bei allen Dysentheriearten - **489 641 71**
Bei Diabetes - **349 671 81**
Als Mittel gegen viele Gifte - **549 318 619 791**
Als Gegenmittel gegen das Gift von Krebsblumefrüchten - **548 49 71**
Als Mittel gegen Syphilisverseuchung - **548 391 6**
Als Mittel gegen Ansteckung mit Kinderkrankheiten - **581 49 47**
Die **Methode des ewigen, gesunden und harmonischen Lebens** - **649 71 8**
Für den Übergang ins System des Kollektivbewusstseins durch die Anwendung der in der Methode der Regenerierung des Körpers, die der Pflanze Coptis teeta (Coptis) entspricht, angegebenen

Zahlenreihen kann man folgende Sätze betrachten: „als pektorales Mittel" und „Mittel gegen Infizierung". Und dann diese verallgemeinerten Begriffe anwenden, um die Reihen, die der Reihe des Mittels gegen Erkrankungen im Brustbereich entsprechen, durch die Information über Maßnahmen gegen Infizierung auf die Reihen der Maßnahmen gegen Syphilisinfizierung und Maßnahmen gegen Infizierung mit Kinderkrankheiten übergeht. Es ergibt sich, dass es eine abstrakte Phrase gibt, die ausgerechnet das System der Gegenmaßnahmen kennzeichnet, das wiederum in konkreten Fällen mit den Reihen verbunden ist. Und diese Phrase lautet „für Maßnahmen gegen Infizierung" und kann als eine Phrase angewendet werden, die in allen Fällen als eine Maßnahme gegen jede Infektion angewendet werden kann. Dafür können die Reihen angewendet werden, die auf eine oder andere Weise mit dieser Phrase in Zusammenhang stehen. Zum Beispiel befindet sich diese Phrase in der Formulierung der Handlungsbezeichnung. Das ist ebenso eine der Methoden des ewigen, gesunden und harmonischen Lebens, wenn man eine Zielhandlung formulieren kann und dabei ein Ergebnis aus den Prozessen, die sich neben dieser Handlung befinden oder mittelbar oder unmittelbar mit dieser Handlung zusammen hängen, erzielen kann.

Corchorus pyriformis (capsularis) – GEMÜSEPAPPEL –
593 491 894 719 498
Die **Methode des Nichtsterbens - 219 64 81**

Die **Methode des Auferstehens** - 374 898 491 98

Die **Methode der Verjüngung** - 471 681 91

Die **Methode der Regenerierung des Körpers** - 698 471 89

Die **Methode des ewigen, gesunden und harmonischen Lebens** - 316 497 81

Cordyceps sinensis – CORDYCEPS – 549 671 849 871 941

Die **Methode des Nichtsterbens** - 531 648 719 78

Die **Methode des Auferstehens** - 219 647 318 71

Die **Methode der Verjüngung** - 314 471 847 848

Die **Methode der Regenerierung des Körpers** - 493 719 81

Für die Rehabilitation - **318 471 61**

Für eine tonisierenden Effekt - **513 618 71**

Bei Gelbsucht - **894 648 71**

Bei Bluterbrechen - **548 781 641**

Bei schweren Verletzungen - 394 471 698

Die **Methode des ewigen, gesunden und harmonischen Lebens** - 318 649 718 891

Hier muss man folgenden Kennwert der Pflanzenwirkung unter Betracht ziehen: je nachdem wo Sie die Konzentration durchführen, das heißt bei welchem Körperteil Sie die Zahlenreihen wahrnehmen, können Sie entweder einen lokalen oder ein verallgemeinerten Effekt bekommen. Zum Beispiel wenn Sie die Steuerung, sagen wir, in den Bereich des Brustkorbs verlegen, dann fließt mehr verallgemeinerte Steuerung ausgerechnet in den Brustkorb. Wenn man aber eine lokale Steuerung zum Beispiel für den rechten Fuß wünscht, muss man entsprechend die Zahlenreihen auf die rechte Seite lenken. Eine gedankliche Lenkung des Steuerungsbereichs auf den Raum über dem Menschen erlaubt es, für den ganzen Körper eine verallgemeinerte Handlung zu erzielen.

Coriandrum sativum - GARTENKORIANDER -
491 478 641 718 419
Die **Methode des Nichtsterbens** - **314 681 719 18**
Die **Methode des Auferstehens** - **219 317 219 681**
Die **Methode der Verjüngung** - **379 841**
Die **Methode der Regenerierung des Körpers** - **497 698**
Für eine windtreibende Wirkung - **491 713 849 81**
Für einen neutralisierenden Effekt - **548 647 891**
Für einen beruhigenden Effekt - **361 831 84**
Bei Vergiftung - **491 841 893**
Die **Methode des ewigen, gesunden und harmonischen Lebens** - **318 649 713**

Cornus machrophylla – HORNSTRAUCH – 514 891 497 481 471
Die **Methode des Nichtsterbens** - **849 647 813**
Die **Methode des Auferstehens** - **249 647 81**
Die **Methode der Verjüngung** - **289**
Die **Methode der Regenerierung des Körpers** - **497 318 9**
Für die Aktivierung des Stoffwechsels - **319 484 611**

Für die Verbesserung des Hautbildes - **598 734 81**

Für die Beruhigung der Gebärmutter - **314 848 19**

Für die Schmerzlinderung - **493 84 31**

Bei allen Dysentheriearten - **484 819 48**

Für die Verbesserung der Nahrungseigenschaften vom Essen - **314 81 47**

Die **Methode des ewigen, gesunden und harmonischen Lebens** - **479 68 71**

In dieser Methode kann man die Steuerung aus der Methode der Regenerierung des Körpers anwenden, in der die Verbesserung der Nahrungseigenschaften vom Essen beschrieben wird. Und in diesem Fall kann man einen für alle Essensvarianten gemeinsamen und passenden Effekt finden. Er liegt darin, dass die Konzentration auf eine bestimmte Zahlenreihe, die der Pflanze entspricht, es erlaubt, die Nahrungseigenschaften der von Ihnen verzehrenden Speise zu verbessern. Dafür muss man vor dem Speiseverzehr diese Reihe aussprechen. Dann wird sich das Essen mehr an die laufende Zeit anpassen, aus der Sicht dessen, wie es ausgerechnet in diesem Moment wirken soll. In diesem Fall wird eine spezifische Essenskultur betrachtet, die bei der ewigen harmonischen Entwicklung so gerichtet ist, dass das Essen immer die gemeinsame Aufgabe der Persönlichkeitssteuerung realisieren kann, die wiederum auf die ewige, harmonische Entwicklung und gesundes Leben gerichtet ist.

Cornus officinalis - HORNSTRAUCH MEDIZINISCH -
491 848 417 419 461

Die **Methode des Nichtsterbens - 219 671 89**

Die **Methode des Auferstehens - 548 719 84**

Die **Methode der Verjüngung - 518 738 41**

Die **Methode der Regenerierung des Körpers - 497 648 719**

Gegen Malaria - **483 41**

Für eine bindende Wirkung - **519 71**

Für einen harntreibenden Effekt - **561 71 8**

Für einen tonisierenden Effekt - **594 61 78**

Gegen Würmer - **531 64 71**

Für eine reinigende Wirkung - **894 71 4**

Bei Gebärmutterblutungen - **698 71**

Bei Impotenz - **318 4 4 8 9 1**

Bei erschwertem Harnlassen - **648 7 8**

Die **Methode des ewigen, gesunden und harmonischen Lebens - 497 89 6 94**

Corydalis ambigua - HOHLWURZ DUNKEL -
394 712 498 671 948

Die **Methode des Nichtsterbens - 217 49 64 8**

Die **Methode des Auferstehens - 318 49 71**

Die **Methode der Verjüngung - 549 74 81**

Die **Methode der Regenerierung des Körpers - 497 81 49**

Gegen Fieber - **497 89 71**

Für einen tonisierenden Effekt - **519 81 81 91**

Für einen harntreibenden Effekt - **549 89**

Für eine antiabstruktive Wirkung - **547 89 64**

Für eine bindende Wirkung - **478 71**

Für eine beruhigende Wirkung - **548 78 81**

In der Nachgeburt-Phase - **484 61 78**

Bei Blut im Urin - **594 78**

Bei Durchfall - **218 64 91**

Die **Methode des ewigen, gesunden und harmonischen Lebens** - **381 64 71 98**

Corydalis incisa - HOHLWURZ GESCHLITZT - 491 898 714 618 719

Die **Methode des Nichtsterbens** - **218 64 71**

Die **Methode des Auferstehens** - **218 64 71**

Die **Methode der Verjüngung** - **317 49 81**

Die **Methode der Regenerierung des Körpers** - **319 71 89 71**

Die **Methode des ewigen, gesunden und harmonischen Lebens** - **319 64 89 71**

Corylus sp. - HASELNUSS - 318 641 891 128 919

Die **Methode des Nichtsterbens** - **214 61 98**

Die **Methode des Auferstehens** - **218 31849 1**

Die **Methode der Verjüngung** - **549 31891 98**

Die **Methode der Regenerierung des Körpers** - **461 83 94**

Für die Regenerierung der Atemfunktion - **413 8949**

Für die Stillung des Hungergefühls - **691 89 71**

Für die Kraftzunahme - **318 83 81**

Für die Appetitförderung - **471 89 91**

Für die Verbesserung der Verdauung - **619 78 9**

Die **Methode des ewigen, gesunden und harmonischen Lebens** - **318 74 81**

In der Methode des ewigen, gesunden und harmonischen Lebens kann man das Prinzip des Erlangens der positiven Welle von der Anwendung der Pflanze betrachten, zum Beispiel von Corylus sp. (Haselnuss). In diesem Fall kann gerade der Faktor der positiven Welle selbst, der im Kollektivbewusstsein im Bezug auf diese Pflanze verbreitet ist, für den Übergang auf die Ebene des Kollektivbewusstseins als eine bestimmte Plattform benutzt werden, die von anderen Menschen sofort als beständig anerkannt wird. Mit anderen Worten kann die Information in eine konkrete Pflanze – in diesem Fall Haselnuss - eingeführt werden. Die Wahrnehmung der Information wird schon allein deswegen laufen, weil die Haselnuss eine ziemlich verbreitete Waldnuss ist, die ziemlich oft für Essen verwendet wird. Und aus diesem Grund wird die Informationsübergabe erleichtert laufen.

Crataegus sp. - WEIßDORN - 219 648 317 849 217

Die **Methode des Nichtsterbens - 24981 671 231 81**

Die **Methode des Auferstehens - 219 98**

Die **Methode der Verjüngung** - 247 81 0164 98

Die **Methode der Regenerierung des Körpers** - 319 64

Für eine antiskorbutische Wirkung - **513 98 64**

Als Abführmittel - **819 71 98**

Für die Regenerierung des Magens - **314 81 49**

Für eine antiobstruktive Wirkung - **519 64 91**

Für einen entzündungshemmenden Effekt - **549 89 71**

Bei Lumbago - **549 71 98 1**

Bei Durchfall - **694 71841**

Gegen Juckreiz bei Geschwüren - **361 98**

Bei Exanthemausschlag bei Kindern - **548 49819**

Für die Verbesserung der Verdauung - **319 61**

Für einen stimulierenden Effekt - **519 61 81**

Beim Leistenbruch - **549 71**

Bei der Harnverhaltung - **819498 71**

Bei Störungen der Verdauung - **549 64841**

Für die Verbesserung der Blutzirkulation - **549 81 71**

Bei Schwergeburt - **547 64**

Bei Schwellungen im Genitalbereich - **314 81 9**

Bei Übelkeit - **483 8131**

Bei Erbrechen 548 **64854891**

Bei Vergiftung durch Lack- und Farbdämpfe - **493 89 61**

Die **Methode des ewigen, gesunden und harmonischen Lebens** - **849 71 89 91**

Crinum sinensis - HACKENLILIE - 519 891 498 317 581

Die **Methode des Nichtsterbens** - 49851491

Die **Methode des Auferstehens** - 471319819

Die **Methode der Verjüngung** - 318419 81

Die **Methode der Regenerierung des Körpers** - 314516418

Für die Förderung des Erbrechens - **549 91314**

Für einen schweißtreibenden Effekt - **548317581**

Die **Methode des ewigen, gesunden und harmonischen Lebens** - **518 49849718**

Crocus sativus - SAFARI SAATGUT - 491 811 497 847 916

Die **Methode des Nichtsterbens** - 214 89 71 98

Die **Methode des Auferstehens** - 218 74 91

Die **Methode der Verjüngung** - 217 48 81

Die **Methode der Regenerierung des Körpers** - 481 49 81

Für einen stimulierenden Effekt - **494 81 91**

Für eine windtreibende Wirkung - **581 471 81**

Für eine krampflösende Wirkung - **478 64 71**

Für die Normalisierung des Hautbildes - **549 3181**

Für die Beruhigung bei einer Panikattacke/einem Angstanfall - **314 81 98**

Die **Methode des ewigen, gesunden und harmonischen Lebens** - **497 98 81**

Croton tiglium - KREBSBLUME - 514 916 817 898 418

Die **Methode des Nichtsterbens - 214 47 21 98 19**

Die **Methode des Auferstehens - 214893148**

Die **Methode der Verjüngung - 49189347**

Die **Methode der Regenerierung des Körpers - 314864 71**

Beim chronischen Durchfall - **84948131**

Bei chronischer Dysentherie - **3148451**

Bei Störungen des Menstrualzyklus - **58431989484**

Bei Schlaganfall - **314851389717**

Bei Lähmung - **694013895198319**

Bei Zahnschmerzen - **478471**

Bei Halserkrankungen - **64851389431**

Bei verschiedenen Hautkrankheiten - **39850164837**

Bei verschiedenen Vergiftungen mit Arzneimitteln - **431838**

Für die Regenerierung bei einer geschwollenen Backe - **348198**

Bei Karbunkel - **31483131937**

Bei einem Krebsgeschwür - **31489129871**

Die **Methode des ewigen, gesunden und harmonischen Lebens - 498 479 3148**

Cryptotaenia canadensis - CRYPTOTHENYA KANADISCH - 364 891 789 948 841

Die **Methode des Nichtsterbens - 498 74 81 71**

Die **Methode des Auferstehens - 564 98**

Die **Methode der Verjüngung - 214 71**

Die **Methode der Regenerierung des Körpers** - **316 98 71**

Für die Regulierung des Menstrualzyklus - **498 71 89 11**

Für die Hilfe bei der Geburt - **549 19 61**

Bei Blutungen verschiedener Art - **148 61 81**

Bei Erkältung - **371 98**

Bei einer geschwollenen Backe - **461 81**

Bei Dyspepsie - **849 78**

Bei Kropf - **493 31**

Die **Methode des ewigen, gesunden und harmonischen Lebens** - **698 71 81**

Cryptomeria sp. - **ZEDER** - **519 648 719 849 718**

Die **Methode des Nichtsterbens** - **698 74 81**

Die **Methode des Auferstehens** - **319 718 94**

Die **Methode der Verjüngung** - **218 71 94**

Die **Methode der Regenerierung des Körpers** - **594 61 98**

Die **Methode des ewigen, gesunden und harmonischen Lebens** - **518 94 81**

Cucumis melo - **KANTALUPMELONE** - **548 641 418 971 941**

Die **Methode des Nichtsterbens** - **214 61**

Die **Methode des Auferstehens** - **248 71**

Die **Methode der Verjüngung** - **319 98**

Die **Methode der Regenerierung des Körpers** - **491 48649 71**

Für einen kühlenden Effekt - **514891**

Für einen harntreibenden Effekt - **49871941**

Für eine antialkoholische Wirkung - **54981947**

Für die Verdauungsförderung - **498 91**

Für die Regenerierung bei Mundgeschwüren - **31981941981**

Für die Normalisierung des Magens - **54854918**

Für eine allgemein stärkende Wirkung - **54789191**

Bei Magenkrebs - **21831948931**

Bei einer opulenten Menstruation - **498 41**

Bei Hautwassersucht - **548 48**

Bei Parasiten-Infizierung - **8918549016**

Bei Nasenpolypen - **16859831**

Bei Gelbsucht - **319 71 89**

Bei stinkendem Schnupfen - **493 68**

Bei Erkältung - **894 97 81**

Für die Wiederherstellung des Geruchssinnes - **498 49 78**

Bei andauerndem Husten – **549 81**

Für die Förderung des Wachstums des Schnurbarts - **698 79**

Für die Beseitigung von Hautblutergüssen - **398 79 81**

Die **Methode des ewigen, gesunden und harmonischen Lebens** - **698 71 89**

Cucumis sativus - GURKE - 619 714 849 478 319

Die **Methode des Nichtsterbens - 691 89 91**

Die **Methode des Auferstehens - 319 49 89**

Die **Methode der Verjüngung - 219 74 81**

Die **Methode der Regenerierung des Körpers - 648 71518**
Bei Hautproblemen und Hautkrankheiten - **219 91 98**
Für die Beschleunigung des Heilungsprozesses von Verbrennungen und Schnittwunden - **481 94**
Als ein Brechmittel bei Indigestion - **549 83 31**
Die **Methode des ewigen, gesunden und harmonischen Lebens** - **317 89498**

In dieser Methode muss man den Kennwert der Steuerung beachten, der in der Methode der Regenerierung beschrieben wurde und der wie folgt heißt – „als ein Brechmittel bei Indigestion". In diesem Fall liegt ein sehr wichtiges Steuerungselement darin, dass der Körper auf die im Essen vorhandenen ungewünschten Komponenten selbständig reagieren und durch die Brechreaktion bzw. durchs Erbrechen aus dem Körper ausscheiden kann. In diesem Fall hilft eine konkrete Eigenschaft der Pflanze Gurke, den Brecheffekt zu verstärken, um dadurch den Körper besser zu reinigen. Und dieser Effekt liegt darin, dass der Körper praktisch selbst auf viele Situation auf eine natürliche Weise reagiert. Dies stellt eine der Ebenen der ewigen Entwicklung dar, da eine natürliche Reaktion es möglich macht, ungünstige Systeme sehr schnell aus dem Körper auszuscheiden. Und wenn man diese Richtung im Bezug auf die vorbeugende Steuerung entwickelt, wird es möglich, das Vorhandensein für den Körper ungünstiger Erscheinungen erst gar nicht zu zulassen.

Cucurbita moschata (C. pepo) - ENGHALSWINTERZUKINI
- 519 498 718 612 714

Die **Methode des Nichtsterbens - – 219 64 81**

Die **Methode des Auferstehens - 498 71 89**

Die **Methode der Verjüngung - 319 81 89**

Die **Methode der Regenerierung des Körpers - 648 49 71**

Für die Atemförderung - **518 98 91**

Für die Normalisierung der Funktionen der inneren Organe - **498 99 81**

Die **Methode des ewigen, gesunden und harmonischen Lebens - 598 48 71**

Cudrania triloba - KUDRANIYA DREILAPPIG - 594 719 894 491 894

Die **Methode des Nichtsterbens - 219 48**

Die **Methode des Auferstehens - 519 718 914**

Die **Methode der Verjüngung - 548 49 719 91**

Die **Methode der Regenerierung des Körpers - 548 49 71**

Bei Menorrhagie - **584 48 71**

Bei Malaria - **584 71 91**

Bei Erschöpfung und Kraftlähmung - **378 49 64 71**

Bei Verstopfung - **581 49 47**

Bei Darmverschluss - **314 48 49 81**

Die **Methode des ewigen, gesunden und harmonischen Lebens - 519489 71**

Cunninghamia sinensis - KANNINGAMIA CHINESISCH - 598 649 719 849 901

Die **Methode des Nichtsterbens - 581 47 81 94**

Die **Methode des Auferstehens - 498 71 81**

Die **Methode der Verjüngung - 394 64 81 79**

Die **Methode der Regenerierung des Körpers - 549 618 919 81**

Bei Bedarf ein Gegengift zu haben wird folgende Reihe angewendet **- 498 49 71**

Bei Blähungen - **894 91**

Bei Cholera - **394 89 91 41**

Bei chronischen Geschwüren - **549 81 98**

Bei Wunden - **498 71**

Bei Verbrennungen - **489 49 71 81**

Gegen Würmer - **498 68 71**

Gegen Zahnschmerzen - **849 74 98 81**

Beim Bruch - **498 91 81**

Für einen krampflösenden Effekt - **498 71 81**

Für einen windtreibenden Effekt - **479 89 41**

Die **Methode des ewigen, gesunden und harmonischen Lebens - 498 71 81**

Taxodium heterophyllum - SUMPFZEDER - 549 714 849 981 841

Die **Methode des Nichtsterbens - 218 49 64 81**

Die **Methode des Auferstehens - 498**

Die **Methode der Verjüngung - 218 47 89**

Die **Methode der Regenerierung des Körpers** - **649 71**

Bei Bissen von Tieren - **494 81**

Bei Wassersucht bei Schwangeren - **494519819 71 89 74**

Die **Methode des ewigen, gesunden und harmonischen Lebens** - **498 64**

Cupressus - ZEDER - **948 714 818 918 947**

Die **Methode des Nichtsterbens** - **214 64 89**

Die **Methode des Auferstehens** - **498 74 81**

Die **Methode der Verjüngung** - **219498 71**

Die **Methode der Regenerierung des Körpers** - **349 78 94**

Die **Methode des ewigen, gesunden und harmonischen Lebens** - **489 71 84**

Curcuma longa – KURKUMA – **849 719 849 914 018**

Die **Methode des Nichtsterbens** - **214 64**

Die **Methode des Auferstehens** - **28**

Die **Methode der Verjüngung** - **39451849481**

Die **Methode der Regenerierung des Körpers** - **49851831941**

Bei Blutungen aller Art - **319849841**

Bei Blutharnen - **581219648 7**

Bei Bluthusten - **84931648**

Bei Bluterbrechen - **548589581**

Bei Blutungen nach der Geburt - **64839874981**

Bei Wunden aller Art - **219479894**

Bei den ersten Phasen der Syphilis - **49139867**

Beim übermäßigen Schwitzen - **49381979**

Bei Vergiftung mit Arsen - **21949 71**

Bei Magen-Darm-Störungen - **498 97 81**

Bei dauerhaften chronischen Hautkrankheiten - **498 49748**

Bei Krebs - **949398 71**

Bei katarrhalen Entzündungen - **219498497**

Bei eitrigen Entzündungen - **348 49 67**

Beim stinkenden Atem - **484598 49 64**

Die **Methode des ewigen, gesunden und harmonischen Lebens - 648 71 89 49**

In dieser Methode muss man beachten, dass die Kollegialsteuerung – das bedeutet, die Steuerung in die Richtung des ewigen, gesunden und harmonischen Lebens durch die Struktur des Kollektivbewusstseins – ebenso durch die Handlung einzelner Steuerungspositionen, die von konkreten Personen gezeigt werden, geschieht. Dabei wird auf einer verdeckten Ebene die Information übergeben, die auf so eine Weise verallgemeinert und angewendet werden kann, dass auf der Seelenebene bereits die Kollegialsteuerung geschieht. Hier muss man beachten, dass die Allgemeinbeschreibung von Krankheiten, die durch keine konkrete Diagnose definiert ist, ein großes Informationsvolumen im Bereich des Kollektivbewusstseins umfasst und dementsprechend die Allgemeinbeschreibung in der Steuerung schneller anzuwenden erlaubt. Wenn man beachtet, dass der Mensch bei einer konkreten

Diagnose, die bereits nach dem Prinzip des Entsprechens der internationalen Krankheitsklassifikation konkretisiert worden ist - selbständig einen Effekt erreicht hat, dann kann die ganze Phase, die der Steuerung in der internationalen Krankheitsklassifikation entspricht, aus der Sicht des Krankheitsschutzes ebenso realisiert werden. Und der Effekt, den ein Mensch erreicht hat, verbreitet sich durch die Ebene der Kollektivsteuerung bereits auf alle.

Und in diesem Fall muss man beachten, dass es da nicht einfach um eine Handlung in einer Kollektivphase des Bewusstseins geht, sondern um eine Handlung durch andere, kann die Informationsübergabe dementsprechend beschleunigt werden. In diesem Fall kann man sich bloß darauf geistig einstellen, dass die Informationsübergabe für alle nicht aus deren Gesamtvolumen geschieht, sondern durch die Handlung konkreter Menschen, konkreter Personen.

Cuscuta sp. - HEXENZWIRN - 498 718 941 647 841

Die **Methode des Nichtsterbens - 219 64 94 71 84**

Die **Methode des Auferstehens - 918 98**

Die **Methode der Verjüngung - 918 98**

Die **Methode der Regenerierung des Körpers - 497 89 64 78**

Für eine schweißtreibende Wirkung - **549841 8**

Für einen tonisierenden Effekt - **598498491**

Für eine Wirkung als ein Aphrodosiakum - **319 89 61**

Bei Gonorrhoe - **849 71**

Bei Blasenschwäche - **859498 71**

Bei Ausflüssen - **489 78 81**

Für die Verbesserung des Sehvermögens - **498 49471**

In dieser Methode der Regenerierung des Körpers kann man sich gesondert auf das Nichtsterben konzentrieren. Die Konzentration ist wie folgt - **498 88 81**. Noch eine Reihe für das Nichtsterben - **849548589571584**. Und als Steuerung kann man zwei Reihen anwenden, die der Methode der Regenerierung des Körpers entsprechen – in Kombination mit der Reihe des Nichtsterbens, die gleich der Pflanzenbezeichnung folgt.

Hier kann man das einfache Prinzip betrachten, das dadurch gekennzeichnet ist, dass die Regenerierung bereits eines Körpersystems in die Richtung des Nichtsterbens geht und das Nichtsterben sicherstellen kann, sobald in der Steuerungspraxis ein Ergebnis erreicht und sofort auf den ganzen Körper und auf die ewige Zeit verbreitet worden ist.

Praktisch sieht es so aus, dass sobald Sie die Steuerung angewendet und sofort das Ergebnis auf der Bewusstseins- und Geistesebene fixiert haben – das heißt Sie meinen, dass dies wirklich ein Ergebnis ist – dann ist es wichtig, sich diesen Zustand zu merken und umgehend quasi durch die innere Bewusstseinsebene dieses Ergebnis zu beleuchten - für sich selbst und die anderen. Dies wird heißen, dass Sie ein bestimmtes unifiziertes Instrument besitzen, das Ihre Steuerung praktisch nicht nur auf diesen Fall verbreitet, sondern auch auf die anderen Situationen, die mit einem gesundheitlichen Problem zusammenhängen. Sie eignen sich praktisch ein Verfahren der Zusammenarbeit des Geistes und Bewusstseins an, das Ihnen das Nichtsterben sicherstellt. Und wenn Sie dieses Verfahren in Zukunft detaillieren und konkret anwenden, zum Beispiel im Bezug auf eine sogar alltägliche Handlung, wird sich dieses verfahren ständig realisieren. Dies ist ein ziemlich effektiver Weg des Nichtsterbens, der auf der ununterbrochenen Arbeit des durch den Geist aktivierten Bewusstseins basiert – in jeder Situation und in jede Richtung.

In diesem Fall hat die Richtung keine prinzipielle Bedeutung, die Arbeit des Bewusstseins ist wichtig und wenn man beachtet, dass das Bewusstsein ständig arbeitet, sogar im Schlaf. Es ergibt sich, dass das Aneignen von diesem Verfahren einen automatisierten Mechanismus erzeugt, der von der ständigen Kontrolle des Bewusstseins unabhängig ist und alle Ereignisse des Menschen ständig in Richtung des Nichtsterbens bewegt.

Die **Methode des ewigen, gesunden und harmonischen Lebens - 491 894 719 81**

In dieser Methode muss man unter Beachtung dessen, dass in der Methode der Regenerierung des Körpers das Verfahren des Nichtsterbens durch die natürliche Ebene der Funktion des Bewusstseins betrachtet wurde, so eine Steuerungsebene dazugeben, dass das Fixieren dieses Verfahrens auf der Geistesebene geschieht. Das bedeutet, dass das geistige Wissen immer in der realen Zeit erfolgen kann, oder das Fixieren auf der Wahrnehmungsebene stattfindet - im Unterschied zum Begriff des Gedächtnisses oder der Arbeit des Bewusstseins – wobei die in der Vergangenheit fixierten Punkte ins Gedächtnis zurückgerufen werden. Das geistige Wissen ist gerade. Und für den Geist hat die Information aus der Vergangenheit, Zukunft und Gegenwart eine identische Wahrnehmungsebene – bei bestimmter Geschwindigkeit der Arbeit des Geistes. Dies ist die Geistesebene, die auf die ganze Realität verbreitet ist. Und wenn die Arbeit nach der Methode des ewigen, gesunden und harmonischen Lebens durch die ständige Arbeit des Bewusstseins in die Richtung des Nichtsterbens läuft, muss man auf der Geistesebene den Zustand auf eine besondere Weise fixieren. Und das Fixieren bedeutet einfach ein verbessertes, informatives Sicherstellen dieser Situation. Das heißt im Grunde genommen einfach eine intensivere silberne oder weiße Farbe, die sich auf der geometrischen Ebene im Bereich des Herzens befindet, ungefähr fünfzehn – zwanzig Zentimeter vom Brustkorb entfernt, auf der linken Seite. Somit bedeutet das Fixieren einfach das Merken eines geometrischen Punktes bei dem Körper, dann wird auf der geistigen Steuerungsebene das Prinzip des ständigen Nichtsterbens bei jedem Arbeitssystem des Geistes ebenso realisiert.

Auf diese Weise öffnet sich der ganze Mechanismus der Steuerung, der mit der Ebene einer Kontrolle, eines Befehls in Richtung des ewigen, gesunden und harmonischen Lebens zusammenhängt. Und die Pflanze heißt auch Hexenzwirn (auf russisch Povilika), in der russischen Sprache kann die Bedeutung nah zur Bedeutung des

Wortes „herrschen" liegen (auf Russisch „povelivat"). Deswegen fangen Sie an, über die Prozesse zu herrschen, die als wenig kontrollierbar gelten. Aber in diesem Fall, ausgerechnet wegen der Ausrichtung und großer Ähnlichkeit in der Tonform mit dem Wort „herrschen", fängt die Pflanze an, für Sie das Erreichen der fixierten Steuerungssysteme zu fördern. Denn ausgerechnet die Pflanze bringt ziemlich gut die Richtung der Stränge zum Ausdruck, eine besondere Steuerungsart – anders gesagt, die Fixierung und die Bündigkeit bestimmter Steuerungsformen, die ausgerechnet mit der Statik der Pflanze dadurch verbunden sind, dass die Pflanze ein bestimmtes System im Bewusstsein des Menschen ist, das eine statische Wirkung ausübt. Dies kann man zum Beispiel mit dem Lesen eines Buches, das immer statisch ist, vergleichen und man kann sich immerzu an dieses Buch wenden und die gewünschte Stelle immer wieder finden und lesen; oder mit dem Lesen der Schaufensterwerbung, die ab und zu erneuert wird, dabei kann sich der Mensch bewegen und alles geschieht dynamisch. Ungefähr so ein Unterschied kann zwischen der Steuerung durch die Anwendung der Pflanzeninformation und der Steuerung, die der Mensch auf der Ebene der Arbeit mit den dynamischen Objekten des Bewusstseins erlernt, sein. Nichtsdestotrotz ist die Arbeit mit den dynamischen Objekten des Bewusstseins vergleichbar und hat die gleichen Kennwerte und Eigenschaften. Bei der Arbeit mit Pflanzen muss man das Prinzip der Verbesserung der Arbeit mit den dynamischen Systemen des Bewusstseins erlernen, das heißt mit einmaligen

Wahrnehmungen, Gedanken, die wahrscheinlich bereits vergangen sind und der Mensch sich vielleicht an diese nicht immer erinnern kann, besonders nach dem Schlaf. Der Mensch kann sich an seinen Traum nicht erinnern oder er stellt sich so eine Aufgabe gar nicht.

Es ergibt sich, dass sich nur eine allgemeine Wahrnehmung und Dynamik bilden. Also, in der Arbeit mit Pflanzen ist es sehr wichtig zu beachten, dass es eine Möglichkeit gibt, die dynamischen Systeme des Bewusstseins ebenso kontrollierbar und effektiv zu machen im Rahmen der Erfüllung der Aufgabe des ewigen, gesunden und harmonischen Lebens im Bezug auf das Sicherstellen dieses Lebens. Und ausgerechnet hier muss man ebenso beachten, dass die Aufgabe des Sicherstellens des ewigen, gesunden und harmonischen Lebens an sich im Kern gewissermaßen eine Folgeebene des ewig laufenden, gesunden und harmonischen Lebens ist.

Und deswegen muss man hier auf der Geistesebene festlegen, was eine bestimmte Ebene ist, die diesen ungezwungenen Zustand des ewigen, gesunden und harmonischen Lebens kennzeichnet.

Der Schöpfer, der das ewige, gesunde und harmonische Leben für alle realisiert, handelt immer und unter anderem auch eigenständig. Und diese Steuerungsebene muss im Verstehen der Steuerungssysteme vorhanden sein.

Bei der nächsten Pflanzenbezeichnung, in der es um die Arbeit mit der Pflanze Sagobaum geht, muss man ebenso beachten, dass das Ziel der Steuerung der dynamischen Informationsebenen durch die statischen Systeme realisiert wird.

Cycas revoluta - SAGOBAUM - 948 819 497 847 898

Hier kann man in den Zahlensystemen, genauer gesagt in den drei letzen Zahlen dieser Zahlenreihe **898**, das Prinzip einer Schwingfähigkeit und der Normalisierung des so zu sagen Zahlenfixierens betrachten. Die Zahl selbst bedeutet Folgendes: acht als eine in die Ewigkeit übergehende Ebene, wenn man diese Zahl in der horizontalen Variante betrachtet. Dann ergibt sich, dass der Übergang durch eine „eins" zu der Endzahl des Systems „neun", die aus der Sicht ihrer Form als die Ewigkeit betrachtet werden kann, den Übergang von Statik zu Dynamik sowie die Vereinigung dieser Systeme wiederum eine Zahlform kennzeichnet. Deswegen kann eine Zahl sowohl unbegrenzte als auch begrenzte Formen beinhalten, aber auch Mengenformen der Informationsvermittlung, die einfach durch das Wahrnehmungssystem Ihres Bewusstseins bestimmt werden. Zum Beispiel „neun" ist acht plus eins. Somit bekommen Sie – wissend und sogar ohne zu addieren - die Steuerung in Richtung der materialisierten Zahl „neun".

Auf diese Weise arbeitet das Bewusstsein so zu sagen automatisch aufgrund Ihres Wissens im Bezug auf Zahlenaddition. Es ergibt sich, dass sobald Sie sich die Methoden, die ich Ihnen in diesem Moment für die Steuerung in Richtung des ewigen, gesunden und harmonischen Lebens darstelle, angeeignet haben, werden Sie auf Grund dessen, dass die ganze Methodologie als die Realisierung des ewigen, gesunden und harmonischen Lebens gekennzeichnet wird, die Steuerung auf die Arbeit in bestimmten Bereichen der automatischen Wirkung der Methode lenken können; dabei denken Sie gar nicht an die Methode und sie funktioniert trotzdem. Ausgerechnet mit dieser Ausrichtung werden folgend die Zahlenreihen für die Methoden, die der Pflanze Sagobaum entsprechen, präsentiert.

Die **Methode des Nichtsterbens - 281 498 741 18**

In diesem Fall geht am Ende der Zahlenreihe die Eins sofort in die Acht über, und weiter kann man sich vorstellen, dass es eine Möglichkeit gibt, die Acht in die horizontale Lage zu bringen und dadurch ergibt sich die Ewigkeit; und um eine Acht zu bekommen, muss man die Eins acht mal nehmen. Dies ist eine bestimmte quantitative Variante des Rechnens im Kopf, die sich bei der Steuerung ereignet; es ist ebenso dadurch gekennzeichnet, dass wenn man acht mal Eins nimmt – visuell es wie Eins plus Eins usw. aussieht – dann sind es acht Zahlen „Eins", die sich neben einander befinden; das ist ein bestimmtes Informationsvolumen, das so zu sagen auf dem Blatt Papier, auf eine Fläche aufgeschrieben ist. Eine Acht ist auch eine Zahl und es ergibt sich, dass eine bestimmte prolongierte Aufschreibung aus acht Einsen immerhin der Zahl Acht entspricht, die wiederum die gleiche Stellenzahl hat wie eine Eins.

Daraus folgt, dass Erkenntnis der Zahl in Ihrer Wahrnehmung einen anderen Sinn bekommt, nämlich dass man durch eine Zahl praktisch das, was es in einer ganzen Reihe der Ereignisse gibt, bekommen kann – in diesem konkreten Fall unter Nutzung von acht

Einsen. Und in diesem Fall sieht es so aus, dass sich ein unendliches System der Ereignisse wirklich in einer Zahl auf der logischen Ebene widerspiegelt. Unter Beachtung dessen, dass die Ewigkeit irgendwie absehbar ist, kann man diese Ebene auf eine bestimmte Weise wahrnehmen. Das heißt, dass es die absehbare Ewigkeit einer bestimmten Ebene gibt, die das Bewusstsein umfassen kann. Dabei nimmt das Bewusstsein wahr, dass der Mensch mit der unendlichen Ebene arbeitet. Mit anderen Worten nimmt der Mensch dies durch sein Bewusstsein wahr. Und da die Aufgabe so gestellt worden ist, dass man gleichzeitig durch das Makrosystem und das lokale System handeln muss, kann man in Zukunft in der Methode des Auferstehens dieses entdeckte Verfahren anwenden. Auf folgende Weise:

Die **Methode des Auferstehens – das Zahlensystem ist wie folgt - 812 914 89**.

In diesem Fall gibt es eine absehbare Ebene, wenn man die Zahlen **8** und **9** betrachtet, die am Ende der Reihe stehen; es ergibt sich, dass eine Vergrößerung von einer Acht auf eine Neun geschieht, das heißt es findet eine Informationssteigerung auch im Rahmen der Zahlenvergrößerung statt. Und es ergibt sich, dass die Absehbarkeit eines unendlichen Prozesses durch das Erkennen darin liegt, dass sich eine Dynamik zeigt. Hier nähern wir uns wieder der Wichtigkeit des dynamischen Systems der Wahrnehmung: da, wo es Dynamik gibt, kann es auch die Absehbarkeit geben. Zum Beispiel kann man dies damit vergleichen, dass Sie das unendliche Meereshorizont beobachten, das heißt Sie sehen das andere Ufer nicht, und dann kommt eine große Welle, auf einer Entfernung überschlägt sie eine andere Welle und dieser Aufschlag ist das, was Sie absehen. Hinter dieser Welle können Sie zum Beispiel bereits kein Horizont mehr sehen.

Dieser Vergleich kann dafür angewendet sein, um zu verstehen, dass es eine absehbare Struktur in der unendlichen Wahrnehmung gibt. Das ist das, was Sie als Dynamik wahrnehmen. Daraus ergibt sich, dass dies der Punkt ist, wo die Auferstandenen in die Ebene der physischen Realität eintreten, da es unter unendlichen Ereignissen – sogar logisch gesehen – ein Ereignis gibt, das die Realisierung praktisch von jeder Situation der Welt möglich macht.

Das Bewusstsein ist so aufgebaut, dass es die unendliche Ebene der Ereignisse als das System der unerlässlicher Realisierung jedes schöpferischen Ziels wahrnimmt. Und somit - indem Sie im Bewusstsein so einen entfernten Informationsaufschlag betrachten – bringen Sie daraus die Auferstandenen in die physische Realität durch die folgende Zahlenreihe - **498 719 781**.

Es ergibt sich, dass in der ersten Reihe sie praktisch eine unendliche aber dynamische Ebene fixieren und durch die zweite Reihe diese bereits herausholen.

Die **Methode der Verjüngung - 594849718**

Die **Methode der Regenerierung des Körpers - 491 648 718**

In dieser Methode können Sie - wenn Sie die Regenerierung des Körpers realisieren - diese Methode mit der Methode der

Verjüngung und des Nichtsterbens verbinden und drei hintereinander folgenden Reihen anwenden; dabei entsteht eine spezifische Dynamik des unendlichen Systems da, wo eine Reihe endet und eine andere beginnt. Und Sie können es praktisch verwenden, um dieses dynamische System mit dem auf logischer Ebene von Ihrem Bewusstsein wahrgenommenen System der Ewigkeit zu verbinden. Aber wenn Sie all das näher betrachten, sehen Sie, dass Ihr Bewusstsein den entfernten spezifischen Horizont der Ewigkeit als eine konkrete Realität wahrnimmt. Der Horizont kann die Unendlichkeit, die vom Bewusstsein als die Unendlichkeit als solche, als eine absolute Unendlichkeit wahrgenommen wird, mit der Unendlichkeit, die sich in dieser Welt der Unendlichkeit als eine Dynamik widerspiegelt, vereinen. Dann bestimmen Sie ein sehr wichtiges Steuerungsprinzip, das zeigt, dass die Arbeit mit unendlichen Systemen – mit örtlichen Formen dieses unendlichen Systems – ebenso ein unendlicher Wert ist.

Wenn Sie somit das Bewusstsein auf die Arbeit mit unendlichen Systemen einstellen, gehen Sie einfach durch die Angewöhnung an dieses System dazu über, dass Sie indem Sie zum Beispiel mit Ihrem Körper, mit dem Gewebe des Menschen, mit den Ereignissen, die den Menschen oder die ganze Welt betreffen, arbeiten übertragen Sie diese Wahrnehmung auf die Objekte, mit denen Sie arbeiten.

Daraus folgt, dass Sie diesen Objekten die gleichen Eigenschaften verleihen. Das heißt, dass Ihr Bewusstsein beginnt, sich als ein System der Vermittlung der Information über die Unendlichkeit zu realisieren. Dabei hat Ihr Bewusstsein diese Eigenschaften in seinem Kern, da es mit der Seele, die ewig und unendlich ist, verbunden ist. Das ist der Beweis der Genauigkeit der oben beschriebenen Wahrnehmung.

Blütenstaub stellt eine besondere Ebene von so einer Informationsvermittlung dar und wird von Pflanzen benutzt, um die Information über die Entwicklung zu vermitteln. Diesen Prozess kann man folgendermaßen charakterisieren: die Entwicklung einer Pflanze geschieht durch den Blütenstaub – zumindest für manche Pflanzen – dabei können Sie einen anderen Typ der Verbreitung betrachten – durch Samen, die aus dieser Pflanze entstehen. Hier kann man das Prinzip betrachten, bei dem die Dynamik die nächste Ebene schafft. Die Ebene der Statik, die den Pflanzen ein neues Leben gibt. Wenn man diesen Prozess mit anderen vergleicht und diesen Prozess an die Aufgabe des ewigen Lebens jeder beliebigen Pflanze anpasst, kann man eine besondere Richtung des Bewusstseins erkennen. Hier ist es sehr wichtig, dass die Anpassung des Prozesses nach dem Ähnlichkeitsprinzip nicht immer identisch verläuft. Man muss in einigen Fällen das System der zusätzlichen Steuerung ausgerechnet in Richtung des ewigen Lebens anwenden. Diese Richtung des Bewusstseins macht es möglich wahr zu nehmen, dass ausgerechnet die Willenstätigkeit des Menschen es erlaubt, die Objekte der Realität ewig und unendlich zu machen.

Auf diese Weise können wir sehen, dass das widergespiegelte System des Bewusstseins ebenso durch private Systeme arbeiten kann, obwohl es hier im Großen und Ganzen um ein Allgemeinsteuerungssystem in der unendlichen ewigen Entwicklung und im ewigen Leben des Menschen geht.

In diesem Fall gibt es noch Verbindungen nach der Terminologie in Rahmen der geschehenen Prozesse, da die ewige Entwicklung eine Steuerungsebene darstellt, die in der Steuerung durch Zahlenreihen auf eine natürliche Weise das ewige Leben des Menschen einschaltet. Aus der Sicht der abstrakten Systeme schließt das ewige Leben des Menschen die ewige Entwicklung ein, dabei muss man ausgerechnet in der Ebene der Steuerung durch das Bewusstsein den Gedanken einfügen, dass der ewigen Entwicklung das ewige Leben des Menschen zugrunde liegt, und die Gedanken darüber, dass im ewigen Leben der Mensch sich ewig entwickelt, dazugeben. Dies ist ein wichtiger Faktor, der den Bedarf nach der Entwicklung durch den aktuellen Zustand eines Willensmenschen anlegt. Das heißt, der Mensch sieht die Entwicklung nicht nur als einen natürlichen Prozess, sondern legt üblicherweise auch seine eigene Entwicklung des ewigen Lebens an. Dies zeigt uns, dass der Mensch bereits das ganze Wissenssystem, das dabei entsteht, umfasst. Das heißt, der Mensch kann sich bis zu jedem beliebigen Wissen entwickeln, das ihm das ewige Leben sicherstellt. Und dieser Fakt ist ein Beweis dafür, dass der Mensch einfach dank seinen bewussten Bemühungen, seinen logischen Handlungen das ewige Leben erreichen kann.

Weiter in dieser Methode der Regenerierung des Körpers kann man

auf der Basis dieser Konstruktionen zum Beispiel eine Steuerung für eine schleimlösende Wirkung durchführen - **49839481**.
Als einen tonisierenden Effekt die Steuerung - **489513**
Für die Verbesserung der nährenden Eigenschaften vom Essen - **497848**. Das heißt, dass dem Essen ausgerechnet die Eigenschaften verliehen werden, die für das Sicherstellen des ewigen Lebens gebraucht werden. Und hier kann man sehen, dass wenn Sie konkrete Steuerungssysteme als private Systeme realisieren, Sie gleichzeitig mit jeder Handlung das Sicherstellen des ewigen Lebens ebenso für andere Menschen erreichen.
Die **Methode des ewigen, gesunden und harmonischen Lebens - 21931851941**

Cyclamen sp. - ALPENVEILCHEN - 894 497 834 851 898
Diese Zahlenreihe, wenn man die Tonkombination anwendet, beinhaltet das Wort „Zyklus" (in russischer Sprache) und es ergibt sich, dass die gegebene Steuerung zu der unendlichen, ewigen, harmonischen Ebene des Lebens gehört; diese Ebene kann auf einem gewissen Niveau steuerbar sein – aus Sicht der Zyklizität, der Zyklus der Ereignisse, die im Leben eines Menschen geschehen. Zum Beispiel Tag-Nacht, konkrete Handlungen, die der Mensch jeden Tag ausführt, wenn er morgen früh aufwacht und so weiter. Die Zyklizität, die in der Natur existiert, könnte auch vereint werden, diese wirkt auf eine ziemlich ernsthafte Weise auf Pflanzen. Deswegen, wenn man ausgerechnet die Zyklizität betrachtet und in

jedem Zyklus die Struktur des ewigen, gesunden und harmonischen Lebens sicherstellt, und dabei so tut, dass der Zyklus selbst sich aus diesen Systemen bildet, dann wird die Steuerung den Methoden entsprechend wie folgt sein:

Die **Methode des Nichtsterbens** - 218 649 714

Die **Methode des Auferstehens** - 318 49 71

Die **Methode der Verjüngung** - 218 49 78

Die **Methode der Regenerierung des Körpers** - 498 64 81

Die **Methode des ewigen, gesunden und harmonischen Lebens** - **497 93 81**

Cyperus sp. - ZYPERUS - 214 498 719 491 819

Die **Methode des Nichtsterbens** - 214 948 719

Die **Methode des Auferstehens** - 598 064 781

Die **Methode der Verjüngung** - 319 041219 064

Die **Methode der Regenerierung des Körpers** - 598 061 219

Die **Methode des ewigen, gesunden und harmonischen Lebens** - **398064 01981**

Cytisus scoparius - BOHNENBAUM - 519 314 819 617 210

Die **Methode des Nichtsterbens** - 219 491 378

Die **Methode des Auferstehens** - 529 016 38914

Die **Methode der Verjüngung** - 478641 019 18

Die **Methode der Regenerierung des Körpers** - 598 641

Für die Heilung von Wunden, Hautverletzungen und Schnittwunden

- 598 641719

Bei Erkältung und Husten - **5980 6481**

Die **Methode des ewigen, gesunden und harmonischen Lebens** - 318019641

Dalbergia hupeana - DALBERGYA - 589 614 312 089 491

Die **Methode des Nichtsterbens - 896148101**

Die **Methode des Auferstehens - 301 498 0112**

Die **Methode der Verjüngung - 49160198**

Die **Methode der Regenerierung des Körpers - 591061481**

Bei Kopfgrind und parasitären Hautkrankheiten - **21981318**

Die **Methode des ewigen, gesunden und harmonischen Lebens** - 318019641

Damnacanthus indicus - DAMNAKANTUS INDISCH - 219 214 819 061 518

Die **Methode des Nichtsterbens - 498 641 891**

Die **Methode des Auferstehens - 591 481 312 891 89**

Die **Methode der Verjüngung - 478 91 319 317**

Die **Methode der Regenerierung des Körpers - 8914 9085914**

Die **Methode des ewigen, gesunden und harmonischen Lebens** - 598 64189109

Daphne genkwa - PFEFFERSTRAUCH 591 498 714 461 819

Die **Methode des Nichtsterbens - 219 478 87**

Die **Methode des Auferstehens** - 497 218 498

Die **Methode der Verjüngung** - 219 49

Die **Methode der Regenerierung des Körpers** - 479 48 49

Die **Methode des ewigen, gesunden und harmonischen Lebens** - 471 318 46 81

Daphnidium myrra - **DAFNIDIUM FRIEDENTRÄGER** - 591 497 218 471 891

Die **Methode des Nichtsterbens** - 648 71

Die **Methode des Auferstehens** - 219 975 478549721 649 89319 71

Die **Methode der Verjüngung** - 469

Die **Methode der Regenerierung des Körpers** - 519 817

Die **Methode des ewigen, gesunden und harmonischen Lebens** - 489 649 71

Daucus carota - **MÖHRE** - 594 891 718 641 894

Die **Methode des Nichtsterbens** - 217 91

Die **Methode des Auferstehens** - 649 81

Die **Methode der Verjüngung** - 219

Die **Methode der Regenerierung des Körpers** - 498 714 81

Die **Methode des ewigen, gesunden und harmonischen Lebens** - 549 648 71

Davallia tenuifolia - **DAVALLYA KLEINSTAUDEN** - 597 849 714 821 498

Die **Methode des Nichtsterbens** - 649 718

Die **Methode des Auferstehens** - 218 491

Die **Methode der Verjüngung** - 647 894

Die **Methode der Regenerierung des Körpers** - 219 81 98

Die **Methode des ewigen, gesunden und harmonischen Lebens** - 491 697 81

Dendrobium nobile - DENDROBIUM EDEL - 519 649 718 891 217

Die **Methode des Nichtsterbens** - 264 81

Die **Methode des Auferstehens** - 298 97 81

Die **Methode der Verjüngung** - 219 71 84 89

Die **Methode der Regenerierung des Körpers** - 21949871

Die **Methode des ewigen, gesunden und harmonischen Lebens** - 46989351

Deutzia sieboldiana - DETZIE SEIBOLD - 498 721 471 891 248

Die **Methode des Nichtsterbens** - 264 978 41

Die **Methode des Auferstehens** - 69851

Die **Methode der Verjüngung** - 391498

Die **Methode der Regenerierung des Körpers** - 519491

Die **Methode des ewigen, gesunden und harmonischen Lebens** - 594 98

Dianthus chinensis, D. superbus - NELKE CHINESISCH - 594 471 894 218 641

Die **Methode des Nichtsterbens** - 214 21

Die **Methode des Auferstehens** - 218 41

Die **Methode der Verjüngung** - 519 48

Die **Methode der Regenerierung des Körpers** - 594 71

Die **Methode des ewigen, gesunden und harmonischen Lebens** - 515 94

Dictamnus albus - DIPTAM - 549 891 497 931 891

Die **Methode des Nichtsterbens** - 294 71 89

Die **Methode des Auferstehens** - 219 74

Die **Methode der Verjüngung** - 248 41

Die **Methode der Regenerierung des Körpers** - 479 89

Die **Methode des ewigen, gesunden und harmonischen Lebens** - 598 64 89

Diervilla versicolor (weigela japonica) - WEIGELIEN JAPANISCH - 549 781 496 719 814

Die **Methode des Nichtsterbens** - 319 71

Die **Methode des Auferstehens** - 519 89 79

Die **Methode der Verjüngung** - 594 81 18

Die **Methode der Regenerierung des Körpers** - 598 64

Die **Methode des ewigen, gesunden und harmonischen Lebens** - 549 71 89

Digitalis sp. - FINGERHUT - 891 498 719 647 891

Die **Methode des Nichtsterbens** - 519 648 71

Die **Methode des Auferstehens** - 594 718 48

Die **Methode der Verjüngung** - 549 71 84

Die **Methode der Regenerierung des Körpers** - 584 49

Die **Methode des ewigen, gesunden und harmonischen Lebens** - 498 896 718

Digitaria Sanguinalis (caryopteris divaricata) – KARIOPTERIS – 519 317 898 061 798

Die **Methode des Nichtsterbens** - 519461 231

Die **Methode des Auferstehens** - 298 064 71

Die **Methode der Verjüngung** - 389 049 01

Die **Methode der Regenerierung des Körpers** - 310 908 76

Die **Methode des ewigen, gesunden und harmonischen Lebens** - 21098 78101

Dioscorea - YAMSWURZEL - 319 497 894 617 849

Die **Methode des Nichtsterbens** - 319 497 841

Die **Methode des Auferstehens** - 549 894 897

Die **Methode der Verjüngung** - 514 61481

Die **Methode der Regenerierung des Körpers** - 549 648 789

Die **Methode des ewigen, gesunden und harmonischen Lebens** - 497 893 497

Diospyros embryopteris - SCHARONFRUCHT-
219 497 894 478 491
Die **Methode des Nichtsterbens** - 219 64
Die **Methode des Auferstehens** - 249 89
Die **Methode der Verjüngung** - 319 49
Die **Methode der Regenerierung des Körpers** - 519 47
Die **Methode des ewigen, gesunden und harmonischen Lebens** - 519 68

Diospyros kaki - KAKIRUCHT JAPANISCH -
219 497 854 319 647
Die **Methode des Nichtsterbens** - 214 48317
Die **Methode des Auferstehens** - 314854891
Die **Methode der Verjüngung** - 31849871
Die **Methode der Regenerierung des Körpers** - 598471
Die **Methode des ewigen, gesunden und harmonischen Lebens** - 469 47

Diphylleia sp. – FRAUENTRÄNE – 519 478 498 647 894
Die **Methode des Nichtsterbens** - 319 49 81
Die **Methode des Auferstehens** - 319 47 89
Die **Methode der Verjüngung** - 314 98 78
Die **Methode der Regenerierung des Körpers** - 598 64
Die **Methode des ewigen, gesunden und harmonischen Lebens** - 319 6489 91

© Г. П. Грабовой, 1998

Dipsacus sp. - KARDE - 519 648 714 891 978

Die **Methode des Nichtsterbens** - 219 64 71

Die **Methode des Auferstehens** - 289 71

Die **Methode der Verjüngung** - 297 89

Die **Methode der Regenerierung des Körpers** - 289 64

Die **Methode des ewigen, gesunden und harmonischen Lebens** - 319 64

Dolichos cultratus – LABLAB - BOHNEN MESSERARTIG - 319 648 781 745 489

Die **Methode des Nichtsterbens** - 214 68 71

Die **Methode des Auferstehens** - 298 94

Die **Methode der Verjüngung** - 297 89 85

Die **Methode der Regenerierung des Körpers** - 598 649 71

Die **Methode des ewigen, gesunden und harmonischen Lebens** - 498 79 89

Dolichos lablab - LABLAB - BOHNEN HYACINTHARTIG - 549 478 489 218 471

Die **Methode des Nichtsterbens** - 218 49 64 81

Die **Methode des Auferstehens** - 281 49

Die **Methode der Verjüngung** - 289 49 81

Die **Methode der Regenerierung des Körpers** - 289 41 89 49 18

Die **Methode des ewigen, gesunden und harmonischen Lebens** - 218

Dolichos umbellatus – LABLAB - BOHNEN CHINESISCH -
519 498 317 894 641

Die **Methode des Nichtsterbens** - 217 48

Die **Methode des Auferstehens** - 289 645

Die **Methode der Verjüngung** - 219498 1

Die **Methode der Regenerierung des Körpers** - 549 64 81

Die **Methode des ewigen, gesunden und harmonischen Lebens** - 548 64541

Draba nemoralis - FELSENBLÜMCHEN - 319 498 649 718 849

Die **Methode des Nichtsterbens** - 247 89 61

Die **Methode des Auferstehens** - 549 1

Die **Methode der Verjüngung** - 298 71

Die **Methode der Regenerierung des Körpers** - 497 81

Die **Methode des ewigen, gesunden und harmonischen Lebens** - 519 64 78

Dryandra cordata – DRYANDRA HERZFÖRMIG –
549 648 719 814 854

Die **Methode des Nichtsterbens** - 214819 1

Die **Methode des Auferstehens** - 478 98 89

Die **Methode der Verjüngung** - 219 49 89

Die **Methode der Regenerierung des Körpers** - 519 68 81

Die **Methode des ewigen, gesunden und harmonischen Lebens** - 598 74 91

Drumoglossum carnosum – SCHNECKENKRAUT –
548 497 497 891 948

Die **Methode des Nichtsterbens** - 214519418

Die **Methode des Auferstehens** - 51941851

Die **Methode der Verjüngung** - 549 71

Die **Methode der Regenerierung des Körpers** - 319 64

Die **Methode des ewigen, gesunden und harmonischen Lebens** - 319 89 71

Dryobalanops aromatica – KAMPFER BORNEO –
519 498 471 891 496

Die **Methode des Nichtsterbens** - 219 64

Die **Methode des Auferstehens** - 594 81

Die **Methode der Verjüngung** - 219 64 81

Die **Methode der Regenerierung des Körpers** - 548 47

Die **Methode des ewigen, gesunden und harmonischen Lebens** - 319819 68

Echinops sphaerocephalus – KUGELDISTEL –
548 471 479 648 491

Die **Methode des Nichtsterbens** - 219 68

Die **Methode des Auferstehens** - 319 71

Die **Methode der Verjüngung** - 218 78

Die **Methode der Regenerierung des Körpers** - 594 71

Die **Methode des ewigen, gesunden und harmonischen Lebens**

- 598 64

Eclipta alba – TINTE - GRAS – 218 491 316 318 389

Die **Methode des Nichtsterbens** - 216 41

Die **Methode des Auferstehens** - 21981651431989 014

Die **Methode der Verjüngung** - 319 78

Die **Methode der Regenerierung des Körpers** - 549 64

Die **Methode des ewigen, gesunden und harmonischen Lebens** - 319 71

Elaeagnus longipes – ÖLWEIDE – 318 496 317 894 648

Die **Methode des Nichtsterbens** - 219 78

Die **Methode des Auferstehens** - 294 78 41

Die **Methode der Verjüngung** - 314518

Die **Methode der Regenerierung des Körpers** - 219481

Die **Methode des ewigen, gesunden und harmonischen Lebens** - 319 78

Elatostemmaumbellatum–ELATOSTEMMASCHIRMFÖRMIG – 513 491 894 861 719

Die **Methode des Nichtsterbens** - 249 467 894 731 891

Die **Methode des Auferstehens** - 249 698 71

Die **Methode der Verjüngung** - 218 78

Die **Methode der Regenerierung des Körpers** - 549 81

Die **Methode des ewigen, gesunden und harmonischen Lebens**

- 319 64

Elsholtzia cristata – EL-SCHLOLZ KAMMFÖRMIG –
548 649 714 891 217
Die Methode des Nichtsterbens - 218 64
Die Methode des Auferstehens - 598 497 891 64
Die Methode der Verjüngung - 498 89
Die Methode der Regenerierung des Körpers - 519 61
Die Methode des ewigen, gesunden und harmonischen Lebens
- 319 64

Ephedra vulgaris – MEERTRÄUBCHEN EINFACH –
t594 718 316 714 891
Die Methode des Nichtsterbens - 218497
Die Methode des Auferstehens - 514218
Die Methode der Verjüngung - 284578
Die Methode der Regenerierung des Körpers - 549 47
Die Methode des ewigen, gesunden und harmonischen Lebens
- 469518319471

Epigaea asiatica – EPIGEUS ASIATISCH – 318 497 814 479 891
Die Methode des Nichtsterbens - 219 48
Die Methode des Auferstehens - 298
Die Methode der Verjüngung - 498713514
Die Methode der Regenerierung des Körpers - 479518

Die **Methode des ewigen, gesunden und harmonischen Lebens** – 491318718

Equisetum arvense – ZINNKRAUT – 314 818 468 847 819

Die **Methode des Nichtsterbens - 194 89**

Die **Methode des Auferstehens - 519 78**

Die **Methode der Verjüngung - 298 74 81**

Die **Methode der Regenerierung des Körpers - 238 68**

Die **Methode des ewigen, gesunden und harmonischen Lebens - 319 71**

Equisetum hyemale – WINTER ZINNKRAUT – 518 648 819 318 217

Die **Methode des Nichtsterbens - 214 67**

Die **Methode des Auferstehens - 519 8**

Die **Methode der Verjüngung - 549 71**

Die **Methode der Regenerierung des Körpers - 518 49**

Die **Methode des ewigen, gesunden und harmonischen Lebens - 314 67**

Eranthis keiskii – LYUBNIK – 518 498 497 516 819

Die **Methode des Nichtsterbens - 214851**

Die **Methode des Auferstehens - 28491**

Die **Methode der Verjüngung - 319478**

Die **Methode der Regenerierung des Körpers - 519491**

© Г. П. Грабовой, 1998

Die Methode des ewigen, gesunden und harmonischen Lebens
- 549891

Ergot – MUTTERKORN – 349 481 894 617 894

Die Methode des Nichtsterbens - 216 98

Die Methode des Auferstehens - 9

Die Methode der Verjüngung - 91

Die Methode der Regenerierung des Körpers - 81491

Die Methode des ewigen, gesunden und harmonischen Lebens - 12

Erianthus japonicus – FELLBLÜTE JAPANISCH –
594 471 849 698 791

Die Methode des Nichtsterbens - 219548 47

Die Methode des Auferstehens - 218 49

Die Methode der Verjüngung - 21849 47981 49

Die Methode der Regenerierung des Körpers - 548 61

Die Methode des ewigen, gesunden und harmonischen Lebens
- 498 78 74

Erigeron kamschaticum – DAMAST FLOHKRAUT –
498 647 891 478 491

Die Methode des Nichtsterbens - 219 6481

Die Methode des Auferstehens - 219 48

Die Methode der Verjüngung - 249 78

Die Methode der Regenerierung des Körpers - 548 71

Die **Methode des ewigen, gesunden und harmonischen Lebens**
- 319 64

Eriobotrya japonica – MUSCHMULLA JAPANISCH –
598 497 471 319 481
Die **Methode des Nichtsterbens - 214 61**
Die **Methode des Auferstehens - 218 71**
Die **Methode der Verjüngung - 548 84**
Die **Methode der Regenerierung des Körpers - 489 71**
Die **Methode des ewigen, gesunden und harmonischen Lebens**
- **489 64 81**

Eritrichium pedunculare – FELLSTENGEL – 519 618 714 891 491
Die **Methode des Nichtsterbens - 214 64**
Die **Methode des Auferstehens - 284 41**
Die **Methode der Verjüngung - 218498714 8**
Die **Methode der Regenerierung des Körpers - 548 61**
Die **Methode des ewigen, gesunden und harmonischen Lebens**
- **718 48**

Eucommia ulmoides – SEIDEN- (BAUMWOLL-) BAUM –
514 418 419 814 471
Die **Methode des Nichtsterbens - 215 48**
Die **Methode des Auferstehens - 485 489 81**
Die **Methode der Verjüngung - 469 741**

Die **Methode der Regenerierung des Körpers** - 514 78

Die **Methode des ewigen, gesunden und harmonischen Lebens** - 318 64

**Euonymus alatus – SPINDELBAUM «FINGERHUT» –
914 641 718 894 714**

Die **Methode des Nichtsterbens** - 214 61

Die **Methode des Auferstehens** - 581 89

Die **Methode der Verjüngung** - 298 64

Die **Methode der Regenerierung des Körpers** - 619 78

Die **Methode des ewigen, gesunden und harmonischen Lebens** - 519714

Eupatorium sp. – WASSERDOST – 598 318 317 478 491

Die **Methode des Nichtsterbens** - 214 64

Die **Methode des Auferstehens** - 298591

Die **Methode der Verjüngung** - 248549

Die **Methode der Regenerierung des Körpers** - 498719614

Die **Methode des ewigen, gesunden und harmonischen Lebens** - 319 64 89

Euphorbia Helioscopia (lunulata) – WOLFSMILCH HALBMONDFÖRMIG – 319 491 714 894 854

Die **Methode des Nichtsterbens** - 219 64

Die **Methode des Auferstehens** - 319 78

Die **Methode der Verjüngung** - 298 49 91

Die **Methode der Regenerierung des Körpers** - 491 89 74

Die **Methode des ewigen, gesunden und harmonischen Lebens** - 519 68 81

Euphorbia humifusa – WOLFSMILCH VERBREITET – 519 498 647 479 891

Die **Methode des Nichtsterbens** - 219648 71

Die **Methode des Auferstehens** - 549 89 81

Die **Methode der Verjüngung** - 549 78

Die **Methode der Regenerierung des Körpers** - 498 71

Die **Methode des ewigen, gesunden und harmonischen Lebens** - 498 1

Euphorbia Lathyris (pilulifera) – WOLFSMILCH DUNKEL – 514 891 471 894 465

Die **Methode des Nichtsterbens** - 219 71

Die **Methode des Auferstehens** - 519 71

Die **Methode der Verjüngung** - 218 74

Die **Methode der Regenerierung des Körpers** - 549 78

Die **Methode des ewigen, gesunden und harmonischen Lebens** - 497 41

Euphorbia pekinensis – PEKIN WOLFSMILCH – 518 497 317 478 214

Die **Methode des Nichtsterbens** - 217481

Die **Methode des Auferstehens** - 218491

Die **Methode der Verjüngung** - 271498

Die **Methode der Regenerierung des Körpers** - 497548

Die **Methode des ewigen, gesunden und harmonischen Lebens** - 497519518

Euphorbia sieboldiana - SEIBOLD WOLFSMILCH - **549 648 713 814 898**

Die **Methode des Nichtsterbens** - 214518

Die **Methode des Auferstehens** - 214617

Die **Methode der Verjüngung** - 289317

Die **Methode der Regenerierung des Körpers** - 319471

Die **Methode des ewigen, gesunden und harmonischen Lebens** - 518419318

Euryale ferox - WASSERLILIE - 519 618 714 317 814

Die **Methode des Nichtsterbens** - 217 48

Die **Methode des Auferstehens** - 498 41

Die **Methode der Verjüngung** - 298 74 89

Die **Methode der Regenerierung des Körpers** - 497 64

Die **Methode des ewigen, gesunden und harmonischen Lebens** - 641 78

Fagopyrum esculentum – BUCHWEIZEN – 598 749 317 318 841

Die **Methode des Nichtsterbens** - 217 48 68

Die **Methode des Auferstehens** - 498 71

Die **Methode der Verjüngung** - 518 41

Die **Methode der Regenerierung des Körpers** - 319 64

Die **Methode des ewigen, gesunden und harmonischen Lebens** - 519 78

Fagopyrum tartaricum – BUCHWEIZEN TATARISCH – 548 478 948 481 471

Die **Methode des Nichtsterbens** - 468 83 49

Die **Methode des Auferstehens** - 418 1

Die **Methode der Verjüngung** - 499812

Die **Methode der Regenerierung des Körpers** - 519 64

Die **Methode des ewigen, gesunden und harmonischen Lebens** - 319 68

Fatsia papyrifera – FATSIE – 519 471 894 821 491

Die **Methode des Nichtsterbens** - 319481

Die **Methode des Auferstehens** - 219 81

Die **Methode der Verjüngung** - 294 1

Die **Methode der Regenerierung des Körpers** - 548491

Die **Methode des ewigen, gesunden und harmonischen Lebens** - 319491

Ferns – FARNKRAUT – 498 471 849 478 481

Die **Methode des Nichtsterbens** - 319 64

Die **Methode des Auferstehens** - 219 89

Die **Methode der Verjüngung** - 298 71

Die **Methode der Regenerierung des Körpers** - 594 98 81

Die **Methode des ewigen, gesunden und harmonischen Lebens** - 497 89 74

Ferula – STECKENKRAUT – 519 497 318 478 641

Die **Methode des Nichtsterbens** - 219 64

Die **Methode des Auferstehens** - 298 78 81

Die **Methode der Verjüngung** - 217 48 41

Die **Methode der Regenerierung des Körpers** - 451548 1

Die **Methode des ewigen, gesunden und harmonischen Lebens** - 319 71

Ficus carica – FIKUS ESSBAR (FEIGE, FEIGENBEERE) – 548 498 715 814 816

Die **Methode des Nichtsterbens** - 214 478 814 817 819

Die **Methode des Auferstehens** - 514 81

Die **Methode der Verjüngung** - 219 71

Die **Methode der Regenerierung des Körpers** - 519 41

Die **Methode des ewigen, gesunden und harmonischen Lebens** - 319 41

Ficus pumila –ZWERGFIKUS – 491 478 894 471 891
Die **Methode des Nichtsterbens** - 217 491
Die **Methode des Auferstehens** - 218 71
Die **Methode der Verjüngung** - 319 71
Die **Methode der Regenerierung des Körpers** - 519 71
Die **Methode des ewigen, gesunden und harmonischen Lebens** - 619 78

Ficus retusa – FIKUS STUMPF – 519 648 714 849 891
Die **Methode des Nichtsterbens** - 217 48
Die **Methode des Auferstehens** - 249 98
Die **Methode der Verjüngung** - 294 78
Die **Methode der Regenerierung des Körpers** - 594 71
Die **Methode des ewigen, gesunden und harmonischen Lebens** - 948 71

Ficus stipulata – FIKUS AFTERBLÄTTRIG – 514 718 419 317 819
Die **Methode des Nichtsterbens** - 219 68
Die **Methode des Auferstehens** - 214 71
Die **Methode der Verjüngung** - 249 79
Die **Methode der Regenerierung des Körpers** - 319 74
Die **Methode des ewigen, gesunden und harmonischen Lebens** - 319 491

Foeniculum vulgare – FENCHEL – 219 417 478 894 217

Die **Methode des Nichtsterbens** - 214 948

Die **Methode des Auferstehens** - 294 68

Die **Methode der Verjüngung** - 319 74

Die **Methode der Regenerierung des Körpers** - 519 74

Die **Methode des ewigen, gesunden und harmonischen Lebens** - 518 64

Forsythia suspensa – FORSYTHIE FALLEND – 514 491 318 498 471

Die **Methode des Nichtsterbens** - 218 41

Die **Methode des Auferstehens** - 317 89

Die **Methode der Verjüngung** - 398514

Die **Methode der Regenerierung des Körpers** - 519 64 81

Die **Methode des ewigen, gesunden und harmonischen Lebens** - 318 64 71

Fragaria indica – WALDERDBEERE INDISCH – 519 498 794 781 214

Die **Methode des Nichtsterbens** - 2148951

Die **Methode des Auferstehens** - 21951941

Die **Methode der Verjüngung** - 519471

Die **Methode der Regenerierung des Körpers** - 519481

Die **Methode des ewigen, gesunden und harmonischen Lebens** - 319418

Fragaria wallichii – WALDERDBEERE   WALISISCH – 519
418 814 317 819

Die **Methode des Nichtsterbens** - 214819

Die **Methode des Auferstehens** - 248541

Die **Methode der Verjüngung** - 218549

Die **Methode der Regenerierung des Körpers** - 719481

Die **Methode des ewigen, gesunden und harmonischen Lebens** - 319418

Fraxinus pubinervus – ESCHE FEINHAARIG –
319 481 318 498 718

Die **Methode des Nichtsterbens** - 519 491

Die **Methode des Auferstehens** - 589 78

Die **Methode der Verjüngung** - 594 71

Die **Methode der Regenerierung des Körpers** - 619 89

Die **Methode des ewigen, gesunden und harmonischen Lebens** - 319 78

Fritillaria roylei – KAISERKRONE – 514 478 319 318 481

Die **Methode des Nichtsterbens** - 219 64

Die **Methode des Auferstehens** - 218 41

Die **Methode der Verjüngung** - 549 71

Die **Methode der Regenerierung des Körpers** - 549 81

Die **Methode des ewigen, gesunden und harmonischen Lebens** - 479 78

Fumaria officinalis – ERDRAUCH MEDIZINISCH –
514 498 713 498 219

Die **Methode des Nichtsterbens** - 214 64

Die **Methode des Auferstehens** - 219 78

Die **Methode der Verjüngung** - 298 94 81

Die **Methode der Regenerierung des Körpers** - 549 81

Die **Methode des ewigen, gesunden und harmonischen Lebens** - 319 67

Funkia subcordata – HERZLILIE – 319 514 819 641 218

Die **Methode des Nichtsterbens** - 214 91

Die **Methode des Auferstehens** - 319 78

Die **Methode der Verjüngung** - 298 81

Die **Methode der Regenerierung des Körpers** - 594 71

Die **Methode des ewigen, gesunden und harmonischen Lebens** - 481 48

Galium aparine – LABKRAUT – 549 491 891 897 498

Die **Methode des Nichtsterbens** - 214 81

Die **Methode des Auferstehens** - 498 68 71

Die **Methode der Verjüngung** - 599 78

Die **Methode der Regenerierung des Körpers** - 497 89 64

Die **Methode des ewigen, gesunden und harmonischen Lebens** - 498 81

Galla sinensis – GALLE CHINESISCH – 519 498 471 481 894

Die **Methode des Nichtsterbens** - 214 64 81

Die **Methode des Auferstehens** - 219 81

Die **Methode der Verjüngung** - 294 81 98

Die **Methode der Regenerierung des Körpers** - 491 91

Die **Methode des ewigen, gesunden und harmonischen Lebens** - 49481931971481981

Garcinia morella – GARCINIA – 481 478 894 847 898

Die **Methode des Nichtsterbens** - 219 64 81

Die **Methode des Auferstehens** - 294 97 89

Die **Methode der Verjüngung** - 478 49 81

Die **Methode der Regenerierung des Körpers** - 471 89 94 81

Die **Methode des ewigen, gesunden und harmonischen Lebens** - 468 78

Gardenia florida – GARDENIE – 498 471 891 649 718

Die **Methode des Nichtsterbens** - 319 78

Die **Methode des Auferstehens** - 219 64

Die **Methode der Verjüngung** - 319 78

Die **Methode der Regenerierung des Körpers** - 549 84598

Die **Methode des ewigen, gesunden und harmonischen Lebens** - 319 68

Gastrodia elata – GASTRODIA – 514 618 719 798 849

Die **Methode des Nichtsterbens** - 217 49 81

Die **Methode des Auferstehens** - 519 48 91

Die **Methode der Verjüngung** - 549 89 41

Die **Methode der Regenerierung des Körpers** - 314 89491

Die **Methode des ewigen, gesunden und harmonischen Lebens** - 319418 41

Gentiana scabra – ENZIAN – 498 471 891 478 614

Die **Methode des Nichtsterbens** - 214 71

Die **Methode des Auferstehens** - 284 47

Die **Methode der Verjüngung** - 294 78

Die **Methode der Regenerierung des Körpers** - 549 71

Die **Methode des ewigen, gesunden und harmonischen Lebens** - 497 89

Geranium nepalense - GERANIE - 548 491 781 648 741

Die **Methode des Nichtsterbens** - 284 71

Die **Methode des Auferstehens** - 549 81

Die **Methode der Verjüngung** - 598 41

Die **Methode der Regenerierung des Körpers** - 594318514

Die **Methode des ewigen, gesunden und harmonischen Lebens** - 314 64891

Geum dryadoides - NELKENWURZ - 319 648 712 891 498

Die **Methode des Nichtsterbens - 694 78**

Die **Methode des Auferstehens - 59431981**

Die **Methode der Verjüngung - 219 648**

Die **Methode der Regenerierung des Körpers - 598 68**

Die **Methode des ewigen, gesunden und harmonischen Lebens - 319 67 89**

Ginkgo biloba - GINKGO - 519 498 714 789 498

Die **Methode des Nichtsterbens - 219 61**

Die **Methode des Auferstehens - 319 71**

Die **Methode der Verjüngung - 319 48**

Die **Methode der Regenerierung des Körpers - 319 64 81**

Die **Methode des ewigen, gesunden und harmonischen Lebens - 319 68 98 91**

Gleditschia chinensis - SCHOTENDORN CHINESISCH - 519 498 719 819 818

Die **Methode des Nichtsterbens - 274 89**

Die **Methode des Auferstehens - 319 68**

Die **Methode der Verjüngung - 319 89 81**

Die **Methode der Regenerierung des Körpers - 379 89491**

Die **Methode des ewigen, gesunden und harmonischen Lebens - 361498 81**

Gleditschia japonica - SCHOTENDORN JAPANISCH - 319 689 719 814 318

Die **Methode des Nichtsterbens** - 219 61 318

Die **Methode des Auferstehens** - 318 78 81

Die **Methode der Verjüngung** - 298497 81

Die **Methode der Regenerierung des Körpers** - 594 61

Die **Methode des ewigen, gesunden und harmonischen Lebens** - 564 81

Glycine hispida - SOJABOHNE BORSTENHAARIG - 519 648 794 898 718

Die **Methode des Nichtsterbens** - 216 798 41

Die **Methode des Auferstehens** - 319 71 81

Die **Methode der Verjüngung** - 314 64

Die **Methode der Regenerierung des Körpers** - 489 71

Die **Methode des ewigen, gesunden und harmonischen Lebens** - 519 48 78

Glycyrrhiza - SÜßHOLZ - 548 498 714 648 718

Die **Methode des Nichtsterbens** - 214 899 81

Die **Methode des Auferstehens** - 214895318

Die **Methode der Verjüngung** - 316498719

Die **Methode der Regenerierung des Körpers** - 514218

Die **Methode des ewigen, gesunden und harmonischen Lebens** - 498 71

Gnaphalium multiceps - RÜHRWURZMEHRKÖPFIG - 514 618 718 498 714

Die Methode des Nichtsterbens - 218 49

Die Methode des Auferstehens - 218 94 818

Die Methode der Verjüngung - 2845319471

Die Methode der Regenerierung des Körpers - 364 81

Die Methode des ewigen, gesunden und harmonischen Lebens - 317 48

Gossypium herbaceum - BAUMWOLLSTAUDE - 914 318 317 481 641

Die Methode des Nichtsterbens - 219 64

Die Methode des Auferstehens - 289 71

Die Methode der Verjüngung - 294 78 81

Die Methode der Regenerierung des Körpers - 319 68

Die Methode des ewigen, gesunden und harmonischen Lebens - 319 81 78

Gymnocladus chinensis - SCHUSSERBAUM CHINESISCH - 513 481 498 714 648

Die Methode des Nichtsterbens - 249 81

Die Methode des Auferstehens - 218 47

Die Methode der Verjüngung - 319498719671

Die Methode der Regenerierung des Körpers - 319 68

Die Methode des ewigen, gesunden und harmonischen Lebens

- 398 64 81

Gymnogongrus pinnulata - HYMNOHONGRUS -
319 689 719 648 491

Die **Methode des Nichtsterbens** - 219 71

Die **Methode des Auferstehens** - 294 78

Die **Methode der Verjüngung** - 598 97 81

Die **Methode der Regenerierung des Körpers** - 491 648

Die **Methode des ewigen, gesunden und harmonischen Lebens** - 498 791 81

Gymnothrix (Alopecurus) - FUCHSSCHWANZ - 531 498 471 648 818

Die **Methode des Nichtsterbens** - 214 61

Die **Methode des Auferstehens** - 218 74

Die **Methode der Verjüngung** - 294 71

Die **Methode der Regenerierung des Körpers** - 548 89

Die **Methode des ewigen, gesunden und harmonischen Lebens** - 319 89

Gynandropsis pentaphylla - HYNANDROPSIS - 519 498 478 641 718

Die **Methode des Nichtsterbens** - 219 64

Die **Methode des Auferstehens** - 519 78 81

Die **Methode der Verjüngung** - 319 71

Die **Methode der Regenerierung des Körpers** - 519 64 81

Die **Methode des ewigen, gesunden und harmonischen Lebens** - 319 89

Gynocardia odorata - HYNOKARDY DUFTIG - 498 719 734 814 818

Die **Methode des Nichtsterbens** - 216 78

Die **Methode des Auferstehens** - 214 71

Die **Methode der Verjüngung** - 248 81

Die **Methode der Regenerierung des Körpers** - 319 68

Die **Methode des ewigen, gesunden und harmonischen Lebens** - 319 64 81

Gynura pinnatifida - HINURA FEDERSCHNITT - 549 618 714 891 718

Die **Methode des Nichtsterbens** - 214 319 814 61

Die **Methode des Auferstehens** - 518 79 81

Die **Methode der Verjüngung** - 218 41

Die **Methode der Regenerierung des Körpers** - 319 64 81

Die **Methode des ewigen, gesunden und harmonischen Lebens** - 317 89 41

Halymenia dentata - HALIMENYA ZACKIG - 319 498 648 719 814

Die **Methode des Nichtsterbens** - 314 89 64

Die **Methode des Auferstehens** - 319 71

Die **Methode der Verjüngung** - 319 84

Die **Methode der Regenerierung des Körpers** - 319 64 81

Die **Methode des ewigen, gesunden und harmonischen Lebens** - 349 89

Hamamelis japonica - ZAUBERNUß JAPANISCH - 319 497 894 671 891

Die **Methode des Nichtsterbens** - 214 68 81

Die **Methode des Auferstehens** - 319 78

Die **Methode der Verjüngung** - 319 84

Die **Methode der Regenerierung des Körpers** - 398 64

Die **Methode des ewigen, gesunden und harmonischen Lebens** - 319419 81

Helianthus annuus - SONNENBLUME - 314 648 718 749 894

Die **Methode des Nichtsterbens** - 214 61

Die **Methode des Auferstehens** - 319 78

Die **Methode der Verjüngung** - 519 64 81

Die **Methode der Regenerierung des Körpers** - 548 74 91

Die **Methode des ewigen, gesunden und harmonischen Lebens** - 319 64

Hemerocallis - HEMEROKALLIS - 491 489 594 847 891

Die **Methode des Nichtsterbens** - 319489

Die **Methode des Auferstehens** - 514891

Die **Methode der Verjüngung** - 298 64

Die **Methode der Regenerierung des Körpers** - 598 74 81

Die **Methode des ewigen, gesunden und harmonischen Lebens** - 364 71

Hepatica sp. - LEBERMOOS - 549 648 719 894 714

Die **Methode des Nichtsterbens** - 214 648 71

Die **Methode des Auferstehens** - 219 71

Die **Methode der Verjüngung** - 298 41

Die **Methode der Regenerierung des Körpers** - 549 71

Die **Methode des ewigen, gesunden und harmonischen Lebens** - 319 48

Heteropogon contortus - HETEROPOGON GEDREHT - 548 471 489 479 891

Die **Methode des Nichtsterbens** - 219 41

Die **Methode des Auferstehens** - 491 98

Die **Methode der Verjüngung** - 298 71

Die **Methode der Regenerierung des Körpers** - 598 78

Die **Methode des ewigen, gesunden und harmonischen Lebens** - 498 71

Hibiscus esculentus, H. manihot - GOMBOFRUCHT - 549 478 479 314 841

Die **Methode des Nichtsterbens - 214949**

Die **Methode des Auferstehens - 298881**

Die **Methode der Verjüngung - 2919641**

Die **Methode der Regenerierung des Körpers - 598741**

Die **Methode des ewigen, gesunden und harmonischen Lebens - 678941**

Hibiscus mutabilis - HIBISCUS MUTABEL - 489 641 789 124 781

Die **Methode des Nichtsterbens - 319481**

Die **Methode des Auferstehens - 519489**

Die **Methode der Verjüngung - 294514**

Die **Methode der Regenerierung des Körpers - 319418**

Die **Methode des ewigen, gesunden und harmonischen Lebens - 498514**

Hibiscus rosasinensis - HIBISCUS „CHINESISCHE ROSE" - 319 481 489 317 481

Die **Methode des Nichtsterbens - 219481**

Die **Methode des Auferstehens - 217518**

Die **Methode der Verjüngung - 298491**

Die **Methode der Regenerierung des Körpers - 319489**

Die **Methode des ewigen, gesunden und harmonischen Lebens - 319548**

Hibiscus syriacus - HIBISCUS ALTHEEARTIG -
319 481 428 471 498

Die **Methode des Nichtsterbens - 213 81**

Die **Methode des Auferstehens - 298 41**

Die **Methode der Verjüngung - 319 78**

Die **Methode der Regenerierung des Körpers - 519 64**

Die **Methode des ewigen, gesunden und harmonischen Lebens - 519 49 81**

NOTIZEN

© Г. П. Грабовой, 1998

NOTIZEN

NOTIZEN

ONLINE-SHOP
WWW.SVET-CENTRE.COM

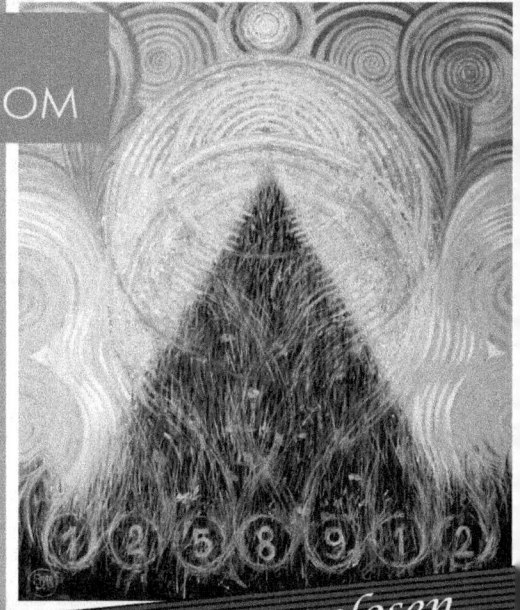

"LIEBER LESER, WOLLEN SIE MEHR ERFAHREN ÜBER DAS WISSEN UND DIE METHODEN DER RUSSISCHEN HEILKUNST ODER DER MODERNSTEN PHYSIK? WIR PUBLIZIEREN LAUFEND NEUE ÜBERSETZUNGEN AUS DEM EINMALIGEN WISSENSSCHATZ VON GIGORI GRABOVOI UND ANDEREN NAMHAFTEN AUTOREN.

Abonnieren Sie unseren kostenlosen
NEWSLETTER
UND ERHALTEN SIE INTERESSANTE ANGEBOTE

Anmeldung über
www.svet-centre.com
oder per email:
news@svet-centre.com

Immer aktuell und ganz persönlich informiert
Mit dem **www.svet-centre.com**-Newsletter informieren wir Sie regelmäßig per E-Mail über unsere aktuellen Angebote, Seminare, Webinare, Workshops und weitere interessante Themen. Völlig kostenlos und unverbindlich.

LERNE DEINE REALITÄT ZU STEUERN!

ALS BONUS FÜR SEMINAR-TEILNAHME IN HAMBURG (DIREKT IM SVET ZENTRUM) ERHALTEN SIE EIN BUCH AUS UNSEREM SHOP IHRER WAHL. TERMINE: WWW.SVET-CENTRE.COM

SEMINARE IN HAMBURG
(DIREKT IM SVET ZENTRUM) www.svet-centre.com

WEITERE SEMINARE
(DEUTSCHLAND/ ÖSTERREICH/ SCHWEIZ/ EUROPE/ETC.)
WWW.SVET-CENTRE.COM

AKTUELLE WEBINARE/ ONLINE-SEMINARE/DVD´S/CD´S
WWW.SVET-CENTRE.COM

Die Steuerung. Die Konzentration. Das Denken.

In dieser Lehre als Element der Steuerung tritt an erste Stelle die Aufgabe der Rettung Aller durch die Technologie der Nutzung verschiedener Elemente der Steuerung auf: die Seele, der Geist, das Bewusstsein, der physischen Körper und so weiter.

Diese Lehre begreifend, kann jeder Mensch der Herr seines Schicksals werden. Der angebotene Kurs des Seminars schließt verschiedene Methoden der Steuerung der Ereignisse, des eigenen Lebens (Innere und Äußere Ereignisse) ein, wohin auch die Wiederherstellung der Gesundheit eingeht, zulassend, das eigene Bewusstsein auszudehnen und zu lernen, die uns umgebende Realität zu steuern.

Wir möchten klarstellen, dass die Methoden der Konzentrationen des Bewusstseins eben als Methoden der Konzentrationen gibt, und nicht der Meditationen. Der Unterschied besteht im Folgenden: bei bestimmten Meditation ist es erforderlich, den Prozess des Denkens abzuschalten und, zu versuchen sich im umgebenden Raum aufzulösen und mit ihm zu verschmelzen, und die Konzentrationen nach unseren Methoden vermuten gerade das Vorhandensein während der Konzentrationen des Prozesses des Denkens, aber nur des richtigen Denkens und durch das Denken, durch die Konzentration auf der Aufgabe, an der Sie arbeiten, wird eben das Ziel der Steuerung erreicht. Die Einstellung während der Arbeitszeit an seinen Aufgaben auf das allgemeine Wohl beschleunigt den Prozess der Errungenschaft des Ergebnisses. Das richtige Denken bedeutet in jeder unserer Handlungen, in jeder Situation die grenzenlose Liebe Gottes zu uns zu sehen. Erinnern Sie sich! Alles was gemacht wird, geschieht zum Besten. Wenn wir beginnen werden, zu verstehen, dass alle Ereignisse im Leben zu einem bestimmten Ziel geschehen, wobei im globalen Maßstab gibt es nur ein einziges Ziel — unsere ewige Entwicklung, so werden wir verstehen, dass alles und immer zu unserem Besten geschieht, da in jeder unserer Handlung die Handlung des Schöpfers anwesend ist. Und die Handlung Gottes ist Seine Liebe, die persönlich zu jedem und zu Allen zusammen gerichtet ist. Die Anwesenheit der Liebe Gottes in jedem Ereignis lässt maximal zu, die möglichen negativen Folgen unsere nicht schöpferischen Handlungen (negative Gedanken, Wörter, Gefühle, Emotionen) zu minimieren. Eben so kann man die Empfehlung entziffern: Danken Sie Gott für alles Gute und Schlechte. In schwersten Minuten unseres Lebens trägt Er uns auf seinen Händen. Wenn man das Niveau der Entwicklung unseres Bewusstseins berücksichtigt, so sind alle ungünstigen Ereignisse, einschließlich die Krankheiten- Lehren, die wir mit Ihnen für die Strukturierung unseres Bewusstseins und der erfolgreichen Realisierung der Aufgabe Gottes — der ewigen harmonischen Entwicklung des Menschen und der ganzen ihn umgebenden Realität durchgehen müssen.

Vorträge:

Die Ausbildung auf den Seminaren und Vorlesungen erfolgt nicht nur verbal über Worte und deren Inhalt, sondern auch auf der Ebene der Seele. Das, was der Mensch auf der Ebene des Bewusstseins nicht versteht, versteht er auf der Ebene der Seele. Die Seele nimmt das Wissen wahr und zeigt es später als Ergebnis auf der physischen Ebene. Das heißt, dem Menschen braucht man bei dieser Methodik nur zu erklären, wie etwas geschieht und auf der Ebene der geistigen Strukturen wird es zum inneren Wissen.

Das Licht des Wissens nimmt jeder Mensch wahr, unabhängig von seinem Bewusstsein. Mit diesem Wissen und den Methoden zur Anwendung kann jeder Mensch sich selbst und Anderen helfen Gesundheit wiederzuerlangen und Ereignisse zu harmonisieren.

Seit 2000 arbeiten wir praktisch mit dieser Lehre, entwickeln sie und uns weiter und vermitteln ständig alle Erkenntnisse an interessierte Menschen. Alle Methoden und Techniken sind durch persönliche Erfahrungen geprüft und bestätigt. Wir stehen auch in Verbindung mit den Instituten in Russland, um neue Erkenntnisse in unsere Arbeit zu integrieren.

www.ingramcontent.com/pod-product-compliance
Lightning Source LLC
Chambersburg PA
CBHW061438300426
44114CB00014B/1742